ŒUVRES

D'HIPPOCRATE.

COAQUES.

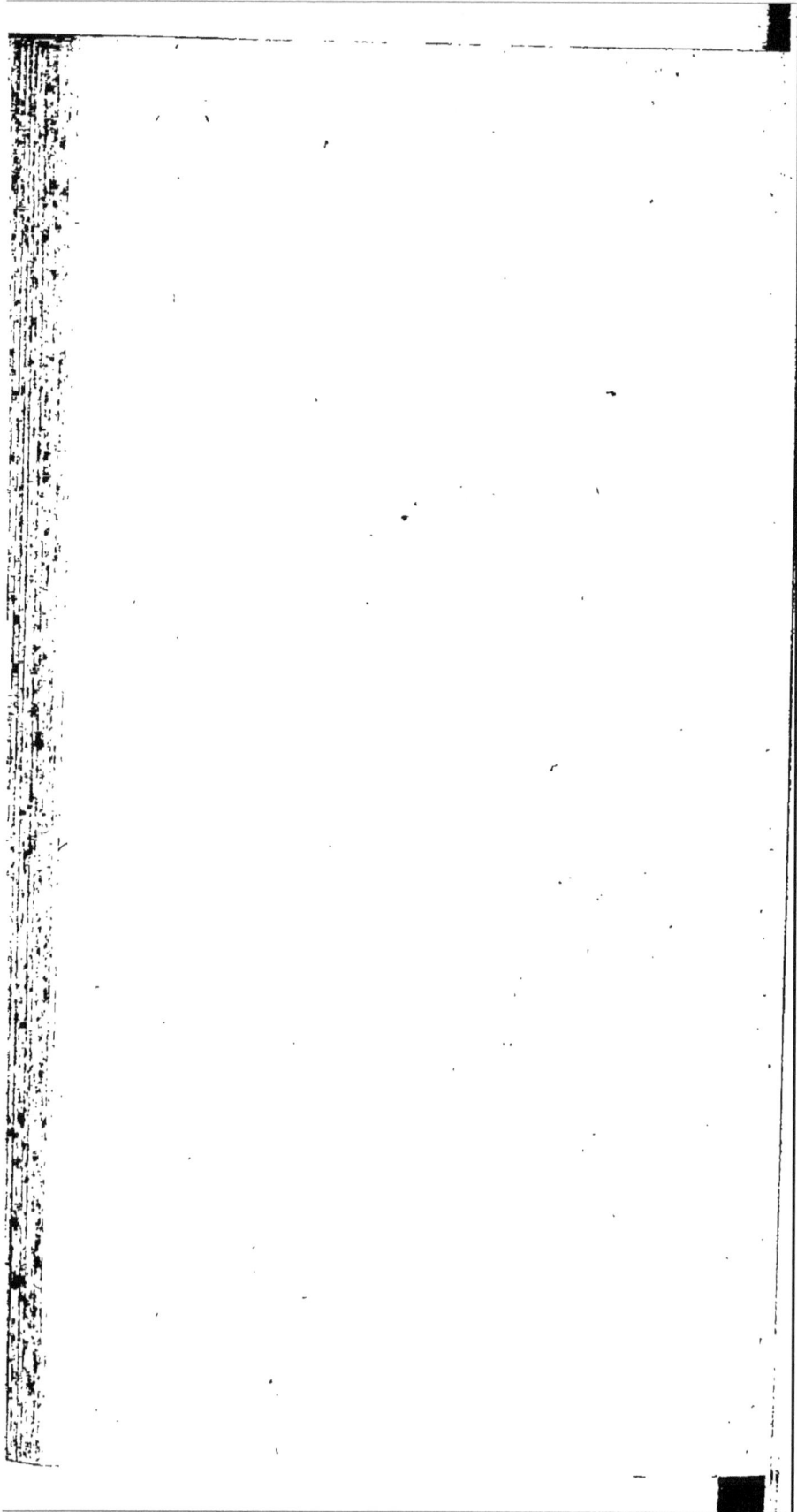

ŒUVRES

D'HIPPOCRATE.

COAQUES,

Traduits en français par LEFEBVRE
DE VILLEBRUNE, *Docteur en
Médecine.*

TOME SECOND.

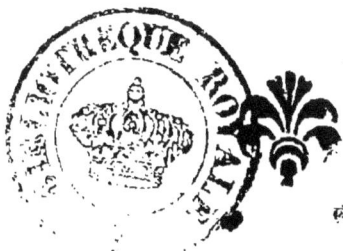

A PARIS,

Chez THÉOPHILE BARROIS, le jeune,
Libraire, rue Haute-feuille, n°. 22.

AN VII.

COAQUES

D'HIPPOCRATE.

Esquinancies.

363. LES esquinancies qui ne font rien paroître ni au cou, ni au pharynx, mais qui caufent une grande fuffocation, & une difficulté de refpirer, tuent le jour même ou le troifième.

Conférez fur cet article Pronoft. 140, 144.

364. Mais les efquinancies qui

A.

forment des tumeurs avec rougeur dans le cou, caufent, il eft vrai, les mêmes accidens; cependant elles accordent plus de temps *.

N. « Que les précédentes ». Conférez Prorr. 1, 141.

365. La maladie fe prolonge encore plus dans ceux à qui la rougeur fe répand au pharynx, au-dehors du cou, à la poitrine. Ceux-là furtout fe fauvent dont les rougeurs ne rentrent pas; mais fi elles difparoiffent, & que la matière ne fe ramaffe pas pour former une tumeur au-dehors, qu'en outre le malade ne crache pas de pus doucement et fans peine; fi d'ailleurs cela n'arrive

pas dans un des jours critiques, le cas eſt funeſte ; peut-être y aura-t-il un empyème. Le cas paroît ſans aucun danger, lorſque la rougeur & les dépôts ſe portent ſur-tout au-dehors.

Conférez Pronoſt. 142, 143.

366. Il eſt utile qu'une éryſipèle ſoit externe ; ſi le mal ſe porte en dedans, le cas eſt mortel : or il s'y porte lorſque, la rougeur diſparoiſ-ſant, on ſent un poids à la poitrine, et qu'on reſpire plus difficilement.

Conſér. Aph. l. 6, 25, & ci-deſſus 365.

367. Ceux dont la matière de l'eſ-quinancie ſe porte au poumon, pé-

A 2

4 COAQUES

riffent en fept jours ; ou fi quelques-
uns réchappent , ils font attaqués de
fuppuration interne , s'ils n'expectorent pas de phlegmes.

Aph. l. 5 , 10.

368. Ceux qui par la violence
du * pouls, rendent fubitement des
excrémens, font dans un cas mortel.

* Duret lit ici *étranglement*, πνιγμ8,
au lieu de σφυγμ8 *pouls* ou *pulfation*
de la partie enflammée. Foës note auffi
cette leçon, qui eft affez vague. Je ren-
voie à leurs commentaires bons ou
mauvais. Alors ils voyent de l'analogie
avec Aphor. l. 2 , 43.

369. Dans les efquinancies , les

crachats peu délayés, et fans qu'il paroiſſe de tumeur, font de mauvais augure.

Idem, Aphor.

370. Dans les eſquinancies les tumeurs ou enflûres de la langue font funeſtes ſi elles diſparoiſſent fans ſigne critique. Les douleurs qui ceſſent auſſi fans raiſon ne le font pas moins.

En général tout foulagement fans cauſe évidente eſt dangereux. Aphor.

371. Dans les eſquinancies, ceux qui ne crachent pas promptement des matières cuites, font dans le plus grand danger.

A 3

372. Dans une efquinancie les douleurs accompagnées de fièvre, & qui fe portent à la tête fans figne de folution, font funeftes.

373. Dans une efquinancie les douleurs accompagnées de fièvre, & qui fe portent aux jambes, font funeftes.

Conférez Coac. 376.

374. Dans une efquinancie la douleur qui paffe, fans crife, à l'hypochondre, avec inertie abfolue * & torpeur, tue fans qu'on y penfe, quoique le mal femble être très-modéré.

* *Inertie*, lifez auffi au Prorrhét. r, 152, " une inertie totale avec trem-

blement»; au lieu de *le corps agité avec tremblement.*

375. La douleur intenfe qui fe fait fentir à la poitrine et au ventre, à la fuite d'une efquinancie dont la tumeur difparoît inopinément et fans caufe évidente, fait rendre du pus par les felles : du refte c'eft toujours un figne * de folution.

*N. Je fuis la leçon de Foës qui ne change rien au texte. Le texte de Duret eft factice ; Foës le cite d'après d'autres, mais il l'abandonne avec raifon.

376. Dans les angines tout ce qui ne manifefte pas le mal eft funefte : mais quant aux douleurs qui fe portent aux*jambes, elles durent long-

temps ; et cela vient difficilement à suppuration.

*N. Conférez Coac. 373.

377. A la suite de l'esquinancie, les crachats visqueux, épais, très-blancs, amenés avec beaucoup de peine, sont de mauvais augure. Toute coction de cette nature est mauvaise. Si les malades rendent beaucoup de * selles, ils périssent paraplégiques.

*N. C'est-à-dire des selles colliquatives imprégnées de la matière de la maladie.

378. A la suite d'une esquinancie, beaucoup de crachats peu délayés, rendus avec de la toux, douleur de

côté, font un cas funeste : si d'ailleurs, en buvant, la toux fait rejeter la boisson, & si on a de la peine à avaler, cela est de mauvais augure.

Pleuréfie et Péripneumonie.

378. Les pleurétiques qui vers le commencement rendent des crachats * tout purulens, meurent le trois, ou le cinq. S'ils passent ces jours sans être beaucoup mieux, la* suppuration commence à s'établir le sept, ou le neuf, ou le onze.

* Au lieu de *tout purulens*, le 1. 3 des maladies, d'où ceci est tiré, porte *de*

toutes fortes, ou *de toutes couleurs*, παντοιαι, pour σαμπνοι.

* Hippocrate fixe le commencement de la fuppuration au quatorze. Aphor. l. 5, 8. On conférera le Pronoft. 91=134, fur tous les détails des nᵒˢ fuivans ; les chofes y font préfentées avec plus de précifion & d'ordre, & même de fûreté.

379. Ceux des pleurétiques à qui il furvient de la rougeur, * et dont les épaules s'échauffent beaucoup, avec trouble du ventre, des felles bilieufes & très-fétides, courent un grand rifque le vingt-un : s'ils paffent ce terme ils fe fauvent.

* *N.* Je fuis fans balancer le texte du l. 3 des maladies, et les corrections de Foës.

381. Les pleuréfies fèches & fans

crachats, font les plus fâcheufes. Il
faut fur-tout craindre celles dans
lefquelles les douleurs fe portent aux
parties fupérieures.

Voyez l. 3, *de morbis*, cité par Foës.

382. Les pleuréfies qui ont lieu
fans fpafmes, font plus dangereufes
que celles où il y a des fpafmes.

Dans le premier cas, c'eft une laxité
& une foibleffe dangereufe des fibres.
Conférez l. 1, *de morbis*, cité par Foës.

383. Les pleurétiques qui dès le
commencement ont la langue bilieufe, font jugés le fept : ceux chez
qui elle eft telle le trois ou le quatre,
font jugés vers le neuf.

N. Foës cite à propos le paſſage analogue à celui-ci: *de loc. in hom.*

384. Si dès le commencement il paroît *ſur la langue* quelque puſtule livide, telle qu'il s'en forme ſur l'huile lorſqu'on y trempe un fer rouge, la ſolution de la maladie devient plus difficile, & la criſe diffère juſqu'au quatorze. Les malades, en général, crachent du ſang.

L. 3, *de morbis*, le paſſage y eſt plus détaillé. V. Foës.

385. Si dans les pleuréſies les crachats commencent à ſe cuire & à s'expectorer le trois, la ſolution ſe fait plutôt, autrement, plus tard.

L. 3, *de morbis*, & Aphor. l. 1, 12.

386. Dans les pleuréfies, il eft avantageux de parvenir à calmer la douleur, & à ramollir le ventre; il l'eft auffi que les crachats fortent colorés, qu'il ne fe faffe pas certain bruit dans la poitrine, & que l'urine coule bien. Tout ce qui eft contraire devient fâcheux, de même que les crachats douceâtres au goût.

N. Conférez de la diète dans les maladies aiguës, ou les paffages cités par Foës.

387. Mais les pleuréfies bilieufes & en même temps fanguines, fe jugent en général, le neuf ou le onze; & c'eft alors fur-tout qu'elles fe guériffent.

Celles au contraire dont les

II.   B

douleurs font d'abord modérées et qui s'irritent le cinq ou le fept, fe prolongent affez fouvent jufqu'au douze, & les malades en réchappent rarement : c'eft fur-tout le fept & le douze qu'ils font en danger, mais s'ils vont jufqu'au quatorze, ils fe fauvent.

Conférez l. 3, *de morbis*, cité par Foës.

388. On voit périr, en général, les pleurétiques dont les crachats font du bruit dans ★ la poitrine, & qui ont le vifage battu, les yeux jaunes et troubles.

★ *N*. Ce que nous appelons le râle.

389. Ceux en qui la suppuration s'établit à la suite d'une pleurésie, crachent le pus dans les quarante jours après l'ouverture de la vomique.

N. Cette sentence est présentée dans son vrai sens, Aphor. l. 5, 15.

390. Dans toutes les pleurésies & les péripneumonies, il faut expectorer facilement & promptement, et que les crachats soient mêlés de jaune. Il est au contraire préjudiciable que les malades expectorent, longtemps après la douleur, des crachats absolument jaunes & non-mélangés, sur-tout avec une toux considérable.

B 2

Si les crachats purement jaunes
font mauvais, ils ne le font pas
moins lorfqu'ils paroiſſent & viſ-
queux & blancs, & en maſſes ron-
des, & verdâtres, & ſpumeux, &
livides, & érugineux (*ou rouſſâtres*).

Les crachats font plus mauvais
s'ils font noirs fans mélange : ſi le
jaune n'eſt pas mêlé de beaucoup
de ſang, c'eſt un ſigne de guériſon ;
mais ce qui paroît tel le ſept ou plus
tard, ne donne pas tant de confiance.

Les crachats très-imprégnés de
ſang, ou livides dès le commencement, préſagent du danger. On
doit auſſi regarder comme mauvais
les crachats ſpumeux, & les jaunes,

& les noirs, & les érugineux, & ceux qui fe colorent promptement.

Les crachats muqueux & fuligineux fe colorent promptement, & font en même temps un figne de plus grande confiance. Ceux qui fe colorent dans les cinq jours en parvenant à cette coction, font meilleurs.

N. Confér. encore ici le Pronoft. indiqué ci-devant. Celfe, l. 1, 8; & Aph. l. 4, 47; et le Prorrh. ij.

391. Tout crachat qui ne diffipe pas la douleur eft mauvais : celui qui la diffipe eft avantageux.

Voyez Pronoft. indiqué.

392. Ceux qui avec une matière

B 3

bilieufe, crachent du pus ou féparé-
ment, ou mélangé, meurent en
général le quatorze, s'il n'arrive ni
mal ni bien de ce qui vient d'être
expofé. S'il en arrive quelque chofe,
ils meurent ou plutôt ou plus tard
proportionnément ; fur-tout ceux
qui ont commencé à cracher ainfi
le fept.

N. Il faut lire ici Celfe, l. 2, c. 6,
indiqué par Foës.

393. Il eft avantageux en pareils
cas, & dans toutes les affeffions des
poumons, de bien foutenir la maladie, de ne pas fentir la douleur,
d'expefforer fans gêne, refpirer ai-
fément, n'être pas altéré, avoir le

corps également chaud par-tout, mollet ; et que le fommeil, les fueurs, les urines, les felles aillent bien : tout ce qui eft contraire eft mauvais.

Si donc tous ces avantages fe réuniffent à une bonne expectoration, le malade en réchappe : mais s'il y a tels bons fignes, & tels mauvais, le malade ne vit que jufqu'au quatorze : il meurt même plutôt avec le concours des fignes contraires aux avantages indiqués.

N. Conférez Pronoftiques 93, 95, Coac. 402.

394. Les douleurs qui dans les lieux fufdits ne fe diffipent ni par

les crachats, ni par la faignée, ni par le régime, dégénèrent en fuppuration.

Pronoft. 91.

395. Ceux * à qui à la fuite d'une péripneumonie il furvient des dépôts aux oreilles, ou aux parties inférieures, ont dans le premier cas des abcès, & dans le fecond des fiftules; ces malades guériffent. Ces dépôts arrivent lorfque la fièvre & la douleur perfiftent & que les crachats ne fortent pas convenablement; que les felles ne font pas bilieufes, & qu'elles fe diffolvent facilement, & ne préfentent pas de mélange; que l'urine n'eft pas fort épaiffe, &

ne forme pas beaucoup de dépôt,
& que d'ailleurs on apperçoit d'autres signes de rétabliffement.

Or les fiftules ont lieu aux parties inférieures dans ceux à qui l'inflammation s'eft formée près des hypochondres. Les abcès fe forment aux parties fupérieures, dans ceux dont l'hypochondre a été exempt de tumeur & de douleur, & lorfqu'il y a quelque gêne dans la refpiration, qui ceffe fans caufe manifefte.

*N. Il faut néceffairement confulter, pour tout le texte de ce n°. 395, celui du Pronoftique 106, 109. Duret change mal-à-propos le texte des Coaques.

396. Les abcès (*ou fiftules*) qui fe forment aux jambes à la fuite de

péripneumonies fort dangereufes ; font tous utiles. Les plus avantageux font ceux qui furviennent lorfque les crachats font devenus purulens au lieu de jaunes. Maîs fi les crachats ne fortent pas proportionnément, & que les urines ne laiffent pas un bon fédiment, le fujet court rifque d'être boiteux ; ou l'accident devient très-difficultueux. Mais fi les abcès rentrent fans que la fièvre ceffe, & fans que l'expectoration fe faffe, le malade eft dans le danger de délire ou de mort.

396 *bis*. Dans une péripneumonie, lorfqu'on n'a pas rendu de crachats dans les jours critiques, & que l'on a eu du délire pendant ce

temps, il y a à craindre qu'il ne survienne une fuppuration après le
quatorzième jour.

Confér. Pronoft. 109 = 110.

397. Les péripneumonies qui
réfultent de la pleuréfie, font *
plus dangereufes que celles qui fe
manifeftent dès l'abord fans métaftafe, & fans concomitance.

* *Morbus acutus acuto fuccedente,
est longè calamitosior quàm primige-
nius.* Je lis ασαφεσεραι, malgré tous
les textes qui portent ασφαλεσεραι
moins dangereufes. Cœl. Aurel. & Arétée que Foës cite à propos, viennent à
l'appui de ma correction. Ceux qui
vouloient fubftituer χαλεπωταραι
avoient raifon pour le fens, mais non
pour la lettre. J'ai un peu paraphrafé

la fin pour rendre cette ſentence plus intelligible.

398. Les ſujets qui font de forts & fréquens exercices périſſent plutôt d'une pleuréſie ou d'une péripneumonie, que ceux qui n'en font pas.

Hippocrate en donne la raiſon : *de alimento.*

399. Le rhume de cerveau & l'éternuement font de mauvais augure avant la péripneumonie, ou à ſa ſuite. Dans les autres ✶ maladies cela eſt utile.

Le Pronoſt. eſt plus clair, 87 & *ſuiv.*

400. Dans les péripneumonies, lorſque la langue devient toute blanche et rude, les deux lobes du pou-

mon font enflammés ; lorfqu'elle n'eft telle que d'un côté, c'eft de ce côté-là que le poumon l'eft.

Lorfque la douleur fe fait fentir à une feule des clavicules, c'eft de ce côté là que l'aile fupérieure du poumon eft attaquée. Si la douleur fe porte aux deux clavicules, les deux ailes du poumon font entreprifes. Si elle fe fixe à la côte mitoyenne, c'eft l'aile médiane qui eft attaquée : ceux en qui elle fe fait fentir près du diaphragme, ont l'aile inférieure entreprife : dans ceux qui ont une partie entière douloureufe, toutes les parties correfpondantes font malades.

Si donc les lobes font fort en-

II.   C

flammés, de sorte qu'ils se fixent au côté, toute cette partie, & ce qui l'avoisine, éprouvent une résolution ; & il se forme au - dehors une espèce de tache livide à la côte. Les anciens donnoient le nom de *blètes*, ou *meurtris*, à ces malades. Mais si l'inflammation n'est pas considérable, de sorte que le poumon ne s'attache pas, l'on sent à la vérité une vive douleur dans toute la poitrine, mais il ne se fait pas de résolution, & l'on n'apperçoit rien de livide.

Ceux qui auront Foës le liront ici avec beaucoup d'avantage.

401. Ceux dont tout le poumon & le cœur sont enflammés, de sorte

qu'il y ait adhérence à la côte, éprouvent une réfolution générale : les malades font étendus comme infenfibles au lit, & ils meurent le deux ou le trois : mais fi le cœur ne l'eft pas en même temps, ou s'il l'eft moins, ils vivent plus de temps; quelques-uns même échappent au danger.

402. Dans les cas d'empyèmes qui fe forment à la fuite des pleuréfies et des péripneumonies, *voici ce qui les indique* : Il y a des chaleurs continuelles, foibles le jour, mais plus fortes la nuit. Les malades ne crachent prefque rien ; ils ont des fueurs au cou, à la clavicule; les yeux s'enfoncent, les joues rou-

gillent ; les doigts des mains deviennent chauds à leur extrémité, &
rudes ; les ongles fe courbent & fe
refroidiffent ; il s'élève des tumeurs
aux pieds, & des puftules fur tout
le corps, & l'appétit eft perdu.
Voilà donc les fignes auxquels on
jugera des vomiques qui tardent à
fe manifefter.

Les empyèmes (*ou vomiques*),
qui fe voient en peu de temps feront
indiqués par les épigénomènes ou
fymptómes acceffoires, & par les douleurs qui fe font fentir dès le commencement, & fi en même temps
le fujet refpire avec un peu plus de
difficulté.

La plupart des empyèmes s'ou-

vrent le vingt ; d'autres le quarante ;
quelques-uns le foixante. Dans le
cas où il y a une douleur intenfe
dès l'abord, une difficulté de refpirer, de la toux avec des crachats,
on peut croire que l'empyème s'ou-
vrira le vingt, ou même plutôt.
Si les fymptômes font moins urgens,
l'ouverture fe fera proportionnément plus tard.

On doit commencer à compter
du moment où le fujet a fenti de la
douleur, ou une pefanteur, ou de
la fièvre, ou a peut-être été pris de
rigueur. Or il y aura néceffairement
eu de la douleur, ou une difficulté
de refpirer, ou un ptyalifme avant
l'ouverture.

Ceux donc que la fièvre quitte auffi-tôt que l'ouverture s'eft faite, & qui defirent de manger, qui en outre expectorent facilement un pus blanc, inodore, léger, d'une feule couleur, fans pituite, & rendent des felles un peu compactes, ceux-là, dis-je, échappent au danger en général, & promptement.

Mais ceux que la fièvre ne quitte pas, qui ont foif, font fans appétit, & dont le pus eft livide ou verdâtre, ou pituiteux, ou fpumeux, avec le ventre relâché, meurent *en général.*

Quant à ceux qui préfentent ou non les unes ou les autres de ces conditions, les uns meurent, les

autres échappent après un long es-
pace de temps.

N. Il faut nécessairement préférer les
détails du Pronost. 99, 105.

403. Ceux qui font menacés
d'empyème, rendent d'abord des
crachats comme salés, & ensuite
douceâtres.

Confér. l. 1 & 3, *de morb.*

404. Ceux en qui il se forme des
vomiques aux poumons rendent le
pus en quarante jours, après la rupture de la vomique : mais s'ils pas-
fent ce terme sans en être délivrés,
ils deviennent phthisiques en général.

405. Dans le cas de douleur de côté, le fang qui tombe du nez feulement par gouttes, eft de mauvais* augure.

Sur-tout un jour critique. Ce qui indique le vain effort de la nature.

406. Ceux qui avec une vomique, fe portent modérément bien, mais qui rendent un pus fétide, font expofés à être tués par une récidive.

407. Ceux qui dans les cas de pleuréfies crachent des matières purulentes, un peu bilieufes, comme en globules, ou du pus mêlé d'un peu de fang, traînent quelque temps & périffent. Ceux-là périffent auffi,

qui crachent des matières noires, fuligineuſes, ou dont les crachats ſont de couleur de vin d'un rouge très-foncé.

408. Ceux qui crachent du ſang ſpumeux, avec douleur à l'hypochondre droit, le crachent du foie, & ils périſſent la plupart.

J'ai vu un menuiſier périr de cette ſuppuration du foie.

409. Ceux qui étant ſecoués rendent un pus bourbeux & fétide, périſſent la plupart.

L. 2, *de morbis.* On voit que les anciens agitoient fort ceux qui avoient une ſuppuration interne, pour être ſûrs du local où en étoit le dépôt, avant de pro-

céder à ouvrir foit par le fer, foit par
le feu. Confér. Aphòr. l. 7, 45, & le
Pronoft. Coac. 432.

410. Ceux dont le pus teint, à
l'ouverture, la fonde ou le ftilet,
comme s'ils euffent été dans le feu,
périffent la plupart.

Foës obferve qu'il s'agit directement
de cuivre & non d'acier. Les anciens,
comme je l'ai auffi remarqué ailleurs,
croyoient que le cuivre pouvoit tellement contribuer à la guérifon des plaies,
qu'ils en faifoient leurs inftrumens chi-
rurgicaux ; ils prétendent même qu'une
petite broche, ou un clou de cuivre
fiché dans de la viande, la préferve plus
long-temps de la putréfaction. Je ne
confeille pas de s'y fier. La rouille du
cuivre y eft trop à craindre. Il eft vrai

que les anciens favoient donner au cuivre toute la dureté de l'acier par la trempe , & que cet ufage s'eft confervé chez les Grecs , jufqu'à la prife de Conftantinople par les Turcs : mais nous n'avons pas ce moyen. Un Allemand trouva, il y a quelques années, le moyen de rendre le cuivre fenfible à l'aimant & d'en faire des aiguilles de bouffoles ; mais on ne fait fi c'eft en rendant ce métal plus dur , & ainfi moins fujet à la rouille.

411. Dans les cas de troubles légers & modérés avec une douleur de côté , mais fans pleuréfie , les fujets font pris de frénéfie.

Prorrh. 1 , 22. Il s'agit là de douleurs qui ceffent & reprennent par intervalles. Quant aux troubles, il faut l'entendre de l'efprit.

412. Dans les affections des poumons, le sang très-rouge qui tombe du nez par gouttes, est de mauvais augure.

413. Les crachats visqueux rendus avec enrouement, & salsugineux, sont de mauvais augure. S'il s'élève quelque tumeur à la poitrine, c'est un surcroît de mal, mais les douleurs de cou qui surviennent lorsque ces tumeurs ont disparu, sont funestes.

414. L'enrouement avec de la toux, & le ventre relâché, font sortir le pus.

415. Ceux qui dans une péripneumonie rendent au commencement, des urines épaisses, qui viennent ensuite

suite délayées avant le quatre, sont dans un cas mortel.

416. Ceux qui dans des péripneumonies sèches, n'expectorent que peu de matières cuites, sont dans un état dangereux.

N. Joignez le nº. suivant.

417. Les rougeurs qui en pareils cas paroissent à la poitrine avec certaine largeur, sont funestes.

418. La douleur de côté qui disparoît sans cause légitime, pendant des crachats bilieux, présagent une forte aliénation d'esprit.

419. Les fièvres que l'empyème rend intermittentes, sont la plupart

II. D

accompagnées de nombre de petites
ſueurs.

420. La ſurdité qui ſurvient à
ceux qui ont une ſuppuration interne, préſage des ſelles ſanguino-
lentes. A la fin ces ſujets rendent
des ſelles noires.

421. La douleur de côté avec
une * fièvre qui ſe prolonge, préſage une expectoration de pus.

Quelques manuſcrits portent *une ſuf-
focation*, ou grande difficulté de reſpi-
ter. Confér. Coac. 113.

422. Ceux qui ſont menacés
d'empyème ont de fréquens friſſonnemens : la fièvre détermine la ſuppuration.

423. Ceux qui à la fuite d'une douleur de côté perdent l'appétit, font enfin pris de cardialgie, & ont beaucoup de fueurs. Mais fi leur teint devient fleuri, & leur ventre humide, il fe forme un amas de pus dans leurs poumons.

Conférez plufieurs paffages des Pro-noftiques.

424. L'hydropifie fèche du pou-mon donne lieu à une difficulté de refpirer fi grande, que le malade eft obligé de fe mettre fur fon féant & d'élever les épaules.

N. Foës eft on ne peut plus important à lire ici.

425. Tous les fpafmes font effec-

D 2

tivement fâcheux, & caufent d'á-
bord des douleurs intenfes, & laiffent encore, après leur ceffation,
quelque fentiment pénible. Mais
les moins traitables font ceux de la
poitrine; & ils expofent particuliè-
rement au danger.

426. Ceux qui ont un vomiffement de fang, beaucoup de fièvre,
de la douleur vers la mamelle, la
poitrine & le dos; ceux-là, dis-je,
qui préfentent tous ces fymptômes
meurent promptement; mais ceux
qui ne les préfentent pas tous ni
intenfes, meurent plus tard. Ils font
dans un état inflammatoire pendant
quatorze jours.

427. Il eft avantageux d'être fans

fièvre lorfqu'on crache du fang, &
même de touffer rarement, de n'a-
voir qu'une légère douleur, & que
les crachats fe délayent vers le quatorze. Mais il eft très-nuifible d'avoir
la fièvre, de touffer fréquemment,
de fentir une douleur intenfe, de cracher fans ceffe un fang tout récem-
ment extravafé.

Aphor. l. 7, 37.

428. Lorfqu'on a un côté de la
poitrine météorifé, & plus chaud,
fi, en fe couchant fur le côté oppofé,
on y fent une pefanteur, c'eft une
preuve qu'il n'y a du pus que du
côté météorifé.

Voyez le Pronoft. Mais cet axiome
n'eft pas une vérité bien générale.

D 3

429. C'eft un figne mortel., lorfque le pus formé dans la poitrine
s'évacue par les felles.

430. Ceux qui font bleffés à la
poitrine, & dont la plaie fe cica-
trife extérieurement, & non inté-
rieurement, font expofés à un empyème. Ceux dont la cicatrice eft
foible en dedans, font expofés à ce
qu'elle fe *'rouvre facilement.

*A ce que l'ulcère fe rétabliffe. L.. 1,
de morbis.

431. Ce font fur-tout les vieillards
qui meurent des empyèmes réfultans
des péripneumonies ; & les jeunes
gens meurent plutôt de toute autre.

Voyez Pronoft. & l. 1, de morbis.

432. Dans le cas d'empyème, fi, en secouant le sujet par les épaules, on entend beaucoup de bruit, il y a moins de pus que dans ceux en qui l'on entend moins de bruit, & qui respirent difficilement, & ont un bon teint : mais ceux en qui l'on n'entend aucun bruit, qui respirent difficilement, & qui ont les ongles livides, sont pleins de pus, & dans un cas décidément funeste.

L. 2 & 3, *de morb. de affect. intern.*

De la Phthisie.

433. Ceux qui vomissent un sang écumeux, sans douleur au-dessous du diaphragme, le rejettent du pou-

mon : ceux en qui une veine confidérable fe rompt , en vomiffent beaucoup , & font en danger. Ceux en qui une plus petite veine fe rompt , en rejettent moins ; & leur état eft plus fûr.

Aphor. l. 5 , 13 ; l. 1, *de morb.*

434. Ceux des phthifiques, dont les crachats jetés dans le feu rendent une odeur affez forte, & dont les cheveux tombent, périffent infailliblement.

Aphor. l. 5 , 11 & 12 ; l. 1 , *de morb.*

435. Ceux des phthifiques qui crachent dans de l'eau de mer, & dont le pus tombe au fond , périffent promptement : mais il faut que

l'eau foit dans un vafe de cuivre.

Arétée rejetoit ces épreuves ; mais, dit Foës, il ne s'agit ici que du préfage de la mort, & non de découvrir la maladie, qui eft fuppofée connue.

Arétée, l. 1, c. 8, *curat. chron. morb.*

436. Les phthifiques dont les cheveux tombent, meurent de diarrhée : & tous les phthifiques pris de ce cours de ventre périffent.

Apoftille marginale inférée dans le texte. *Suprà*, n°. 434.

437. Les fuppreffions des crachats dans les phthifies, amènent le délire. Il eft avantageux que ces fujets foient * pris d'hémorroïdes.

* La correfpondance de ces affections

eſt bien marquée. Epid. l. 6, ſect. 2,
Aphor. 28. Le paſſage eſt important à
lire.

438. Les phthiſies ſont très-dan-
gereuſes lorſqu'elles viennent de la
rupture des gros vaiſſeaux ; & d'un
catarre qui eſt tombé de la tête.

L. 1 , de morb. de affect. intern.

439. Les âges les plus expoſés à
la phthiſie ſont depuis dix-huit ans
juſqu'à trente-cinq.

Aph. l. 5 , 9.

440. Le prurit qui ſe fait ſentir
ſur le corps, avec ſuppreſſion des
ſelles, eſt de mauvais augure dans
la phthiſie.

C'eft l'effet d'une cachexie générale.
Voyez n°. 444.

441. Dans ceux qui ont une *
difpofition prochaine à la phthifie,
les fluxions qui fe manifeftent fur
les dents & les gencives, font de
mauvais augure.

* Les difpofitions font d'avoir le cou
long, la poitrine étroite & ferrée, les
omoplates élevées. J'ai déjà obfervé plus
haut que ceux qui ont les dents diapha-
nes périffent de phthifie, & fans rémiffion.

442. Les hypochondres météo-
rifés font de mauvais augure dans
tous les cas ; mais ils le font fur-
tout dans les fujets qui font déjà
phthifiques depuis long-temps.

443. Parmi les phthifiques fans efpoir de guérifon, quelques-uns font pris de rigueurs avant leur fin.

444. Les exanthèmes qui ont l'apparence d'écorchure, décèlent la phthifie de toute l'habitude du corps.

Conférez n°. 440.

445. Ceux qui refpirent difficile-ment avec * féchereffe, & expecto-rent beaucoup de matières crues dans le cas de phthifiès, tendent à la mort.

* Par féchereffe, les anciens inter-prètes entendent ici une matière putride renfermée dans la poitrine. Pour moi je crois

crois que d'après les théories de l'auteur il faut lire ici : ξηρωσει, ηπολλα, &c. c'eſt-à-dire :

(Ceux qui reſpirent difficilement dans le cas de phthiſie, & qui n'ex-pectorent preſque rien, ou qui ex-pectorent beaucoup de matières crues, &c.).

Je tiens pour ce texte. L'édition d'Aſulbanus, ſelon Foës, met ici une aſtériſque pour indiquer que le texte eſt probablement altéré.

Affections du foie.

446. Ceux qui ont le foie ulcéré & qui rendent beaucoup de crachats ſanguinolens, ou putrides, ou bi-

lieux fans mélange, ne tardent pas
à périr.

N. Ceci a déjà été noté.

447. La colliquation avec enrouement dans celui qui a le foie attaqué, eft de mauvais augure, fur-
tout s'il y a un peu de toux.

Conférez Arétée, l. 2, ch. 7, des
malad. aig. & l. 1, ch. 13, des *malad.*
chron.

448. Ceux qui fentent de la douleur au foie, au cardia, avec affoupiffement, rigueur, trouble de ventre, felles délayées, maigreur, perte
d'appétit, beaucoup de petites fueurs,
rendent du pus par les felles *.

* Le texte devoit ajouter, *& meurent*

de cet état. Voyez Arétée, l. 1, ch. 13, *malad. chron.*

449. Ceux qui font inopinément pris d'une vive douleur du foie, en font guéris fi la fièvre furvient.

Aphor. l. 7, 52; l. 6, 40. Celfe, l. 2, ch. 8. La fièvre eft fouvent le meilleur médecin des maladies du foie, s'il n'y a pas de fuppuration.

450. Ceux qui crachent un fang écumeux, avec douleur à l'hypochondre droit, tirent cela du foie, & meurent.

Aphor. l. 5, 13.

451. Ceux qui après avoir été

E 2

cautérifés au foie , rendent par la plaie un pus tel que la lie d'huile , périffent.

Aphor. I. 7; 45.

Hydropifies.

452. Les hydropifies qui réfultent des maladies aiguës , font très-laborieufes, & funeftes. La plupart commencent aux iles , d'autres au foie. Ceux à qui elles commencent aux iles , font pris d'enflures aux pieds , de diarrhées très-longues, qui n'amolliffent pas le ventre, ne font pas ceffer les douleurs des lombes , ni des iles.

Ceux à qui elles commencent au foie font bientôt pris de toux ; les pieds leur enflent, le ventre rend des matières dures, & avec peine: il leur furvient des œdèmes, tantôt à droite, tantôt à gauche, & qui s'élèvent & s'affaiffent alternativement.

N. Le texte eft plus exaft dans le *Pronoft.* 40, 42.

453. Dans les hydropifies fèches, la ftrangurie eft redoutable : les urines qui ne font qu'un petit dépôt, font auffi mauvaifes.

454. Les attaques d'épilepfie, dans les cas d'hydropifie, font funeftes. Ces deux maladies jointes enfemble,

concourent à la perte du malade qui finit par un dévoiement funeste.

N. Le texte est ici altéré au point que Foës avoue lui-même son insuffisance; & j'avoue ne le traduire que par conjecture. Le silence vaut donc mieux ici qu'une dissertation critique. Duret traduit « ces symptômes se le disputant en » danger, le ventre devient plus hu- » mide ».

455. Dans les sujets bilieux, le trouble du ventre, suivi de petites selles qui ont une apparence de sperme, qui sont muqueuses, & qui causent des douleurs au bas ventre, & des urines qui ne coulent pas bien, tout cela, dis-je, se termine par une hydropisie.

456. Dans le cas d'hydropifie avec fièvre, des urines en petite quantité, & troubles, font d'un préfage funefte.

457. Au commencement d'une hydropifie, s'il furvient une diarrhée aqueufe, fans crudité, cela diffipe la maladie.

458. Dans le cas où l'hydropifie fèche femble fe déclarer, les tranchées qui fe font fentir aux inteftins grêles, font de mauvais augure.

Conférez Aphor. l. 4, 11.

459. Les fymptômes épileptiques, dans le cas d'hydropifie, font funeftes.

Coac. n°. 454.

460. L'hydropifie qui récidive après avoir cédé au traitement, eft un cas défefpéré.

Cela eft fans réplique. La récidive eft infaillible toutes les fois que les urines de ces malades ont dépofé conftamment un fédiment briqueté : tôt ou tard ils retombent, & rien ne peut les fauver.

461. Lorfque l'eau des hydropiques eft reprife par les vaiffeaux fanguins, & déchargée dans les inteftins, la maladie ceffe.

En fe conformant ici aux expreffions de l'auteur, c'eft ce qui arrive aux leucophlegmatiques, ou à une hydropifie partielle du petit épiploon. Voyez Aph. l. 6, 14.

Dyffenterie.

462. La dyffenterie arrêtée à contre-temps, donne lieu à des dépôts ou aux côtés, ou dans les vifcères, ou aux articulations. C'eft la bilieufe qui les caufe aux articulations, & la fanguine, aux côtés ou aux vifcères.

Confer. *Diæt. acut.* fur les effets de la dyffenterie.

463. Un vomiffement bilieux au commencement de la dyffenterie, eft mauvais.

464. Dans les cas de dyffenterie aiguë, fi l'humeur dégénère

en pus, il y aura beaucoup de matière très-blanche à la superficie des selles.

465. Les matières dyssentériques rougeâtres, limoneuses, abondantes, délayées avec d'autres inflammatoires, & fort rouges, donnent lieu de craindre la manie.

466. La dyssenterie dans les affections spléniques est utile, si elle n'est pas de longue durée ; mais mauvaise si elle se prolonge. Si, lorsqu'elle cesse, il en résulte une hydropisie, ou une lienterie, le cas est mortel.

Confér. Aphor. l. 6, 48.

Lienterie.

467. Dans les cas de lienterie
avec * de mauvais ulcères, fi les
douleurs ceffent par l'effet des tranchées, il s'élève des tumeurs aux
articulations; & il s'y forme de petites écailles très-rouges avec des
puftules. Si les malades ont des
fueurs, ils fe trouvent marqués de
vergetures comme par des coups de
fouet.

N. *Mauvais ulcères*, δερίων; fens
que ce mot a fouvent dans Hippocrate.
D'autres l'entendent des *vers*. Quant
aux *douleurs*, il s'agit de celles qu'on
fentoit au fiége des ulcères; autrement
je n'entends rien ici. Que voudroient dire

des *douleurs* terminées ou dissipées par
des *tranchées* qui sont toujours *très-dou-*
loureuses? Je lirois οδυναι συν ϛροφω,
λυομεναι ; & tout est clair. Voyez le
n°. suivant qui autorise ma question, &
ma correction.

468. Les longues lienteries avec
de mauvais ulcères, & accompagnées de tranchées , de douleurs lo-
cales , donnent lieu à l'enflure , lorsque ces symptômes se dissipent. La
rigueur qui survient en pareils cas ,
est de mauvais augure.

469. La lienterie avec difficulté
de respirer , & démangeaison poi-
gnante au côté , se termine par la
phthisie.

470. Le vomissement , & la sur-
dité

dité dans la paſſion iliaque ſont de mauvais augure.

États de la veſſie.

461. Les veſſies dures & doulou-reuſes, ſont ce qu'il y a de plus mauvais ; mais ſur-tout avec une fièvre continue : en effet les ſeules douleurs de la veſſie ſuffiſent pour tuer le malade : d'ailleurs les ſelles ne font preſque rien alors. Les uri-nes qui viennent chargées de pus & qui dépoſent un ſédiment blanc & léger font ceſſer les douleurs. Si cependant elles ne ceſſoient pas , & que la veſſie ne fût pas ramollie aux premières périodes, il eſt à crain-

II.   F

dre que le malade périsse. C'est ce qui arrive sur-tout à ceux qui sont âgés de sept à quatorze ans.

Conférez le *Pronost.* qui est plus exact. 115 & *suiv.*

472. Ceux qui ont dans la vessie une pierre tellement située qu'elle n'obstrue pas le canal de l'urètre, rendent facilement leurs urines.

L'expérience a prouvé de combien de manières la pierre peut être adhérente & placée sans nuire à l'écoulement des urines.

473. Ceux qui ont près de la vessie un tubercule qui fait une difficulté d'uriner, éprouvent une sensation pénible, quelque position

qu'ils prennent : l'éruption du pus en est le seul remède.

474. Le volvulus qui survient à la strangurie, tue en sept jours, à moins que la fièvre ne survienne, & que les urines coulent abondamment.

475. Ceux qui lâchent leurs urines sans le sentir, & qui ont les testicules retirés, sont sans espoir.

Apoplexies, Paralysie, Paraplégie, Manie, Mélancolie.

476. Les torpeurs ou engourdissemens, & les insensibilités contre nature, sont un présage d'apoplexie.

477. Ceux qui à la suite d'une blessure deviennent totalement im-

F 2

potens, recouvrent la fanté s'il furvient une fièvre fans rigueur : s'il
n'en furvient pas, ils demeurent per-
clus du côté droit, ou gauche.

478. Les hémorroïdes qui furviennent aux apoplexies font utiles;
les refroidiffemens & les torpeurs
font de mauvais augure.

479. Dans les cas d'apoplexie, la
fueur qui vient de la grande peine
qu'on a pour refpirer, eft un fymptôme mortel. Mais fi en pareil cas
il fe manifefte de la fièvre, le mal
fe réfout.

480. Dans les cas d'apoplexies fu-
bites, & avec relâchement, s'il fe
manifefte une fièvre foible, & qui
traîne en longueur, cela eft funefte.

481. Ceux qui à la fuite d'une maladie deviennent hydropiques, rendent par les felles des matières fèches & conglobées, avec une colliquation muqueufe, & des urines mauvaifes. Il leur furvient des diftenfions vers les hypochondres, des fenfations pénibles & de l'enflure au ventre, des douleurs au iles & aux mufcles de l'épine. Cela eft accompagné de fièvre, foif, toux fèche, difficulté de refpirer au moindre mouvement, pefanteur aux jambes, d'averfion pour les alimens ; & s'ils en prennent, la moindre quantité les remplit.

Reportez ces deux nos. à la fuite de l'article *Hydropifie*, n°. 461.

F 3

482. La diarrhée fait ceffer la leucophelgmatie.

Le découragement filencieux, la fuite des hommes, minent infenfiblement ces fujets.

N. Conférez néceffairement Arétée à I. 2, ch. 1. *malad. chron.* Il paroît par Arétée que ceci doit être joint au précédent comme Foës l'a laiffé avec raifon. Duret fe fait un texte.

483. Dans les cas de grand délire, à la fuite d'une frayeur avec refroidiffement, la fièvre qui furvient avec un fommeil filencieux, réfout la maladie.

Je lis παναναυδος pour παναυδος (qui feroit un contre-fens): ce qui s'accorde avec (Aph. 23, l. 6) Hippocrate qui fuppofe des *infomnies* dans l'état qui tient de la mélancolie, mais à la guérifon de laquelle le profond fommeil contribue.

484. A la fuite de la manie il fe fait un tranfport fur la trachée, d'où réfulte un énrouement avec de la toux.

N. Tel eft le feul fens qu'on peut appercevoir dans le texte. Duret eft encore moins intelligible. Foës dit deux mots, & les dit bien.

485. S'il furvient un fpafme à la manie, la vue * s'éteint.

N. On entend auffi dans ce paffage le mot *amaurofe*, de l'extinction de toutes les facultés.

486. Les fortes aliénations d'efprit filencieufes, mais fans repos,
avec des yeux fans cesse portés çà
& là, & la refpiration forte & an-
hélante, font funeftes, & prolongent les apoplexies : les malades
font même dans une vraie manie.
Ceux qui ont de tels paroxyfmes,
avec le venire troublé, rendent des
felles noires vers la crife.

*Du froid des lombes, des puftules, de
la faignée.*

487. Les fujets bien portans qui
en hiver font pris de froid & de
pefanteur aux lombes, par une
caufe légère, & dont les felles s'ar-

rêtent tandis que l'eftomac fait-bien
fes fonctions , doivent probablement s'attendre à une fciatique , ou
à des douleurs néphrétiques , ou à
une ftrangurie.

488. Ceux dont les parties inférieures font mal affectées, après des
prurits forts & pénibles qui fe font
fait fentir, rendent des graviers
dans les urines ; les urines s'arrêtent
même. Dans l'état funefte où fe trouvent ces fujets , leur efprit eft dans
une efpèce de torpeur.

489. Ceux aux articulations def-
quels il s'élève des puftules fuperfi-
cielles très-rouges , & qui font pris
de rigueurs par intervalles, ont par
la fuite des taches rouges aux aines

& au ventre, comme par l'effet de contufions douloureufes, & ils meurent.

N. J'ai vu la preuve de cette théorie.

490. Ceux qui ont une * jauniffe, avec une forte d'infenfibilité, des hoquets, le ventre relâché, ou peut-être une fuppreffion des felles, de-viennent d'une couleur de * verd-pâle.

* Confér. Prorrh. 32, 154. Ces deux paffages méritent beaucoup d'attention comparés avec celui-ci.

* Au Prorrh. 154, il eft dit *tombent dans un abattement.*

491. Dans les fièvres, les dou-leurs de côté, foibles, & fans au-

cun figne extérieur & local , ne permettent pas de faigner , fans inconvénient, foit qu'il y ait a verfion pour les alimens , foit que l'hypochondre fe trouve météorifé. La faignée eft également nuifible dans le refroidiffement pour les fujets qui ne font pas fans fièvre , mais avec une forte de torpeur : car , lorfqu'ils paroiffent fe trouver mieux , ils meurent.

Pronoftiques communs à toutes les parties du corps.

492. C'eft un mal que la tête & les pieds fe refroidiffent , tandis que le ventre & les côtés font chauds.

Le meilleur eſt lorſque le corps ſe
trouve également chaud par-tout &
mollet.

Confér. Aph. l. 7, 1, 26. Pronoſt. 43
& ſuiv.

493. Il faut que le malade ſe re-
tourne & ſe remue facilement, ſe lève
avec certaine légéreté ; mais s'il ſe
ſent de la peſanteur par tout le tronc,
aux pieds & aux mains, cela eſt
mauvais. Si outre la peſanteur, les
doigts & les ongles deviennent livides, la mort n'eſt pas loin : les
avoir abſolument noirs eſt moins
dangereux, que livides. Mais il faut
auſſi faire attention aux autres circonſtances. En effet s'il ſupporte facilement

cilement la maladie , & fait appercevoir quelques-uns des bons signes,
la maladie tend à un dépôt , & ce
qu'il y avoit de noir tombe.

*Aphor. l. 1 , 9.

494. Les testicules & la verge *
retirés, font de mauvais augure.

* N. Le contraire est un présage critique selon Hippocrate. *Diæt. acut.* cité
par Foës.

495. Rendre des vents sans crépitation , est de très-bon augure. Il
vaut cependant mieux les rendre
avec bruit, que de les sentir re-
monter. Mais s'ils sortent avec bruit
cela indique quelque * souffrance,
& du délire, à moins que le ma-

lade ne lâche ainsi volontairement
ses vents.

N. Je lis πόνον avec Foës, au lieu de
πονηρον.

496. Un ulcère livide & sec ou
devenu pâle, est mortel.

Confér. *de loc. in hom.*

497. La position la plus avanta-
geuse dans le lit, est celle que gar-
doit le sujet étant en santé. Il n'est
pas bon qu'il dorme sur le dos, les
jambes tendues; il est encore plus
mauvais qu'il se glisse hors du lit les
pieds en avant. C'est un signe mortel qu'il dorme toujours; qu'il ait la
bouche béante; qu'étant couché sur

le dos, il ait les jambes fortement rapprochées fur les cuifles écartées.

D'être couché fur le ventre, fans en avoir l'habitude, préfage des dé- lires, & des douleurs abdominales. C'eft encore un mauvais figne que de fe découvrir les pieds & les mains, fans avoir très-chaud, & de jeter les jambes comme au hafard; cela indique une grande anxiété. Mais vouloir s'affeoir fur le lit eft un mauvais figne dans les maladies ai- guës, & le pire de tous dans les péripneumonies.

Le malade doit dormir la nuit, & veiller le jour : le contraire eft mauvais. Il n'y a rien de mal à pré- fumer de voir le malade dormir le

matin, * la troifième partie du jour.
Le fommeil qui paffe ce terme eft
mauvais. Mais il eft très - mauvais
de ne dormir ni de jour ni de nuit;
car, ou le malade veille par l'effet
de la douleur, & des fouffrances;
ou c'est un figne de délire immi-
nent.

* Depuis fix heures jufqu'à dix. La
journée étoit de douze heures, parta-
gées en trois périodes de quatre heures;
de fix à dix, de dix à deux, de deux à
fix. Il en étoit de même de la nuit. Mais
les heures de l'hiver n'étoient pas éga-
les chez les Grecs à celles de l'été. Les
divers peuples ont diverfement compté
les périodes du jour & de la nuit.

Des Plaies, Blessures, Fistules, & Maladies des âges.

498. Ceux dont on entame la tempe, font pris de spasmes à la partie opposée.

Conférez *de vuln. capit. de articul.* Epid. l. 5, *de articul.* Ces passages cités par Foës méritent d'être notés.

499. Ceux dont le cerveau a été fortement ébranlé, ou est devenu douloureux par une plaie, ou par toute autre cause violente, perdent* aussi-tôt la parole, ne voient plus, n'entendent plus, & la plupart en meurent.

500. Ceux dont le cerveau a été blessé, sont la plupart pris de fièvre,

& de vomiſſemens * bilieux, d'une apoplexie générale ; le plus ſouvent ils en meurent.

*N. La Chirurgie & la Médecine préſentent pluſieurs mémoires impor-tans ſur les abcès qui ſe forment au foie, à la ſuite d'un coup à la tête , & tandis qu'on ne remarque aucune léſion au cerveau. Cette grande queſtion n'eſt pas encore éclaircie, loin d'être déci-dée. Conférez l. 1, *de morb. de vuln. ca-pit.* Prorrh. l. ij. Celſe, l. 8, ch. 4, &c. Coac. 507.

501. Lorſque les os de la tête ſont fracturés , il eſt très-difficile de reconnoître ce qui eſt fracturé autour des ſutures. Ces fractures arrivent , ſoit par la chûte d'un corps peſant & ſur-tout rond ; ſoit par le heurt

contre un corps oppofé qui n'eft pas dans le même plan que la tête*.

*N. Quelques traducteurs ont ainfi rendu la dernière phrafe de ce n°.

Ces fractures fe font principalement par des corps pefans & ronds, & par ceux qui frappent la tête perpendiculairement & non obliquement, *ou bien* et par ceux qui frappent la tête d'un endroit prefqu'oppofé, & non de côté, & non en effleurant.

La difficulté eft donc d'abord de juger s'il y a fracture ou non. Pour cet effet on donne à mâcher quelque chofe des deux côtés de la mâchoire, par exemple, une tige d'afphodèle, ou de férule, en recommandant de bien obferver fi l'on fent quelque crépitation aux os ;

car les os fracturés font entendre un pareil bruit.

Quelque temps après les os fracturés décèlent le mal le sept, ou le quatorze, ou même autrement. En effet la chair paroît se séparer de l'os, qui alors devient livide; les douleurs se font sentir, il se fait un écoulement de matière ichoreuse : or, en pareil cas, il est bien difficile d'apporter du remède à ces accidens.

Conférez *de vuln. capit.* Foës en cite & traduit le passage important.

502. Si l'épiploon fait éruption au-dehors, il pourrit nécessairement.

Aphor. l. 6 ; 68. Voyez Lassus, *médecine opératoire.*

503. Si un des inteſtins grêles eſt entamé, il ne ſe réunit pas.

Aphor. l. 6, 18, 24.

504. Si l'on coupe un nerf, ou la partie mince de la joue, ou le prépuce, ces parties ne forment plus de réunion.

Aphoriſmes, liv. 6, 19. Conférez Coac. 509, pour tout ce qui ſuit ſur ces bleſſures.

505. Tout os, ou cartilage, que l'on rétranche du corps ne recroît pas.

Aphor. l. 6, 19, l. 7, 28.

506. Le ſpaſme qui ſurvient à une bleſſure, eſt un mauvais ſigne.

Cela a déjà été noté.

507. Un vomiſſement bilieux à la

suite d'une bleſſure, eſt mauvais; ſur-
tout à la ſuite des bleſſures de la tête.

Conférez Coac. 500.

508. Les bleſſures des gros nerfs
rendent les ſujets boiteux, ſur-tout
les bleſſures obliques, & aux têtes
des muſcles.

509. On meurt des bleſſures, ſi
elles ont attaqué le cerveau, la
moelle épinière, ou le foie, ou le
diaphragme, ou le cœur, ou la veſſie, ou un gros vaiſſeau ſanguin.

On meurt ſi de grandes plaies ont
été faites à la trachée, au poumon,
de ſorte que, le poumon étant
bleſſé, il ſorte moins d'air par la
bouche en reſpirant, qu'il n'en ſort
par l'ouverture de la plaie.

On meurt des bleſſures aux nerfs internes, aux inteſtins grêles, aux gros * inteſtins, ſi les plaies ſont tranſverſales & grandes ; mais quelques-uns en reviennent ſi la plaie eſt petite & longitudinale.

Mais on eſt moins expoſé à mourir ſi on a été bleſſé dans toute autre partie que celles ci-dévant nommées, ou dans celles qui en ſont éloignées.

N. J'ai vu un des anciens grenadiers à cheval dont le chirurgien-major avoit retranché un bout d'inteſtin coupé par un coup de ſabre. Le malade fut parfaitement guéri.

510. La vue s'obſcurcit dans les cas de bleſſures qui intéreſſent les ſourcils, ou qui ſont un peu au-deſ-

fus. Plus la plaie eft récente, moins
la vue eft affoiblie : mais fi la cica-
trifation parfaite tarde à fe faire, la
vue s'affoiblit d'autant plus.

511. Les fiftules les plus difficiles
à guérir, font celles qui fe manifeftent aux endroits cartilagineux,
& non-charnus ; qui ont beaucoup
de profondeur & de finuofités ; qui
rendent fans ceffe une matière icho-
reufe, & préfentent certaine dureté
charnue à leur ouverture. Les plus
faciles à guérir font celles qui s'éta-
bliffent dans des endroits mollets,
charnus, & non nerveux.

512. Voici les maladies qui n'ont
pas lieu avant la puberté. Les péripneumonies, les pleuréfies, les flux

de fang, les affections gouteufes, la
néphrétique, la varice des jambes,
le cancer non-héréditaire, les exanthèmes farineux non-héréditaires,
les fluxions du dos, les hémorroïdes, non-héréditaires, le miferere
ou volvulus. On ne doit s'attendre à
aucune de ces affections morbifi-
ques avant la puberté.

Mais depuis l'âge de quatorze
ans jufqu'à quarante-deux, le corps
eft naturellement expofé à toutes
fortes de maladies. Enfuite, depuis
ce dernier âge jufqu'à foixante-trois
ans, on n'eft pas expofé aux écrouel-
les, ni à la pierre dans la veffie, fi
elle n'y étoit pas auparavant, ni
aux fluxions dorfales, fi elles ne

procèdent pas d'un âge antérieur, ni
aux hémorroïdes, ni au flux de fang,
s'ils n'exiftoient pas auparavant.
Telles font les maladies dont on eft
exempt jufqu'à la dernière vieilleffe.

Des maladies des femmes.

513. Parmi les affections du fexe,
s'il coule par la partie fexuelle une
humeur aqueufe avant le temps de
l'accouchement, c'eft un mal.

N. C'eft ainfi qu'il faut entendre ce paffage, qui n'a pas befoin de commentaire.

514. Les aphthes dans la * bouche, font mauvaifes dans les femmes groffes : peut-être le ventre
devient-il humide.

Ce paffage eft équivoque, & pour-

roit s'entendre de la vulve, ou entrée
de la partie fexuelle, ce que plufieurs
paffages notés par Foës fembleroient
prouver. Conf. Coac. 529, 544.

515. Les douleurs qui paffent des
iles aux inteftins grêles dans les maladies qui fe prolongent à la fuite
d'une fauffe couche, & de lochies
qui n'ont pas été très-confidérables,
font funeftes.

516. Les lochies qui, à la fuite de
l'enfantement & d'une fauffe couche, paroiffent promptement, &
avec impétuofité, mais qui enfuite
s'arrêtent, font un cas difficile &
dangereux. Les rigueurs font très-
nuifibles à ces femmes, de même
que le trouble du ventre : fur-tout fi

l'hypochondre devient douloureux.

517. Dans les femmes groffes les douleurs de tête avec profond * affoupiffement, pefanteur & fpaf- mes, font mauvaifes en général.

*N. Le *carus*.

518. Celles qui à la fuite de leurs purgations fexuelles, font prifes de douleurs intenfes au haut du ven- tre & aux inteftins grêles, & qui leur lâchent le ventre avec quelque anxiété, tombent dans le fommeil vers la crife & dans un abatte- ment total à la fuite *des douleurs des* * *iles*, avec des fueurs & des refroi- diffemens. La plupart font prifes de récidives, après avoir été délivrées; & elles meurent promptement.

*N. *Douleurs des îles* ; κεφεαλγικως. Foës lit κεφαλαλγικως *douleurs de tête*, avec la verſion de Cornarius. D'au-tres, & qui me paroiſſent mieux fondés, liſent κενεαΓγικως *de l'évacuation des vaiſſeaux.* J'oſe aſſurer que c'eſt la vraie leçon.

519. Une reſpiration gémiſſante & entrecoupée, avec une colliqua-tion ſans cauſe manifeſte dans les femmes groſſes, préſage une fauſſe couche.

Conférez Aphor. l. 6, 54. *Reſpira-tion comme gémiſſante.* Coac. 540.

520. La douleur de ventre après l'enfantement, eſt ſuivi de purga-tions purulentes.

Voyez l. 1, *de muliebr.*

H 3

521. Celles qui font dans un état de torpeur, & fur-tout comme brifées & impotentes dans leurs mouvemens, avec du trouble vers la crife, & de l'anxiété, font prifes de petites fueurs fouvent réïtérées : c'eft alors un mauvais fymptôme que le relâchement du ventre.

N. Il s'agit ici ou des fuites de l'avortement, ou des purgations dérangées à la fuite d'une couche à terme.

522. Il eft effentiel que les purgations fexuelles ne s'arrêtent pas ; car il eft probable qu'il en réfulteroit des fymptômes épileptiques : quelquefois cependant des cours de

ventre qui se prolongent, ou des hémorroïdes.

Voyez Aphor. l. 5, 57, 58, l. 1, *de muliebr.*

523. La douleur de l'hypochondre eſt de mauvais augure dans les femmes groſſes : le relâchement du ventre n'eſt pas moins mauvais ; il en eſt de même de la rigueur qui ſurviendroit. La douleur de ventre eſt moins mauvaiſe en pareil cas, ſi elles rendent des ſelles limoneuſes. Celles qui dans ces circonſtances accouchent facilement, ſe trouvent très-mal après l'enfantement.

Confér. Aphor. l. 5, 34.

524. Celles qui dans les cas de

phthifie fe trouvent groffes , & dont
le vifage devient rouge , font délivrées de ces rougeurs par les faigne-
mens de nez qui fe font par gouttes.

Voyez l. 1 , & l. 2 , *de muliebr.*

525. Celles qui après l'enfantement rendent des lochies blanches
qui s'arrêtent , & qui font prifes de
furdité avec de la fièvre , & une
douleur aiguë de côté , tombent
dans un délire funefte.

Conférez Aph. l. 5 , 40, Prorrh. 8.

526. Des humeurs falfugineufes
dans les femmes groffes préfagent
pour les fuites de l'enfantement des
fouffrances caufées par des matières

blanches acrimonieuses. De telles
purgations sexuelles endurcissent le
local. Si le hoquet survient à cela , il
y a du danger. Le cou de la matrice * forme des plis & il en résulte
une * contension douloureuse.

*Je lis πτυξις. Foës indique πτωσις
chûte de l'utérus. Mais le manuscrit de
Vienne & Cornarius ne portent pas ces
plis , ou cette chûte de la matrice, ni
tue avec.

* Je lis comme le texte συντεινει.
D'autres lisent συγκτεινει , tue avec
(*il en résulte la mort*). Duret fait un
texte à son ordinaire, quand il n'entend
pas. Ce passage est presque désespéré.
Conf. Coac. 537.

527. Les tensions aux pieds &
aux lombes , à la suite des purga-

tions fexuelles, décèlent une fuppuration. Les felles vifqueufes, fétides, douloureufes, préfagent la
même chofe. Une fuffocation furve-
nue à ces fymptômes, indique auffi
une fuppuration.

Voyez Coac. 324.

528. Les duretés douloureufes
du ventre dans les affections hyf-
tériques, préfagent une mort préci-
pitée.

N. D'autres lifent les *duretés très-dou-
loureufes*, &c. font funeftes.

529. Dans les femmes groffes les
écoulemens acrimonieux qui caufent des aphthes douloureufes à la

partie * sexuelle, font de mauvais augure. Des hémorroïdes font pour elles ce qu'il y a de plus mauvais.

* Conférez Coac. 514.

530. Celles dont le ventre eft météorifé, & à qui il furvient une rougeur à la partie fexuelle, périffent de longues fièvres s'il coule précipitamment de leur partie des matières blanches.

530. A la première apparition des règles, le fpafme ceffe s'il ne furvient pas de fièvre.

Conférez néceffairement Prorrh. 1, 119, dont j'ai traduit le fens felon celui qu'a pris Foës, quoiqu'il me foit fuf-peft; & conférez Coac. 349, 551, 554, Aphor. I. 3, 28, à la fin.

532. Des urines délayées, qui tiennent de petits nuages suspendus dans leur milieu, présagent de la rigueur.

N. Ce passage est suspecté. Foës propose une correction que Duret admet sans autorité.

533. Si le flux de sang arrive le quatrième jour, cela présage une maladie longue ; & le ventre se lâche, & les jambes enflent.

Il n'y a aucune liaison entre ce n°. & ce qui précède, ou ce qui suit.

534. Les douleurs de tête avec assoupissement & pesanteur, sont de mauvais augure dans les femmes grosses : peut-être sont-elles

aussi dans certain état spasmodique.

Protrh. 1, 103. Je suis la correction de Foës.

535. Celles qui font prises de symptômes analogues au cholera-morbus avant les couches, font facilement délivrées : mais la fièvre qui leur survient les jette dans un très-grand danger, sur-tout si elles ont la gorge mal affectée, ou s'il y a quelque malignité dans la fièvre.

536. Les eaux qui font éruption avant le temps des couches, font de mauvais augure.

Répétition. Coac. 513.

537. Une fluxion salsugineuse à

la gorge, eft mauvaife dans les femmes groffes.

Répétition. Coac. 526.

538. Être pris de rigueurs avant
l'enfantement, & accoucher fans
douleur, préfage du danger.

539. Dans les femmes groffes, les
fluxions, accompagnées d'aphthes,
font mauvaifes. Après des convul-
fions, un abattement total, & un
refroidiffement, elles fe réchauffent
promptement. Les tumeurs qui furviennent aux inteftins grêles, leur
font affurément très-fâcheufes, telles que celles qui entreprennent
l'orifice * de l'utérus dans les cas
d'orthopnée. Dans ces cas-là les

femmes accouchent-elles de deux enfans ? ou ces fortes de tumeurs font-elles dues à l'effet des fpafmes ?

* *N.* Je fuis le fens que Foës (d'après les anciens) a donné au mot οχιας. Mais j'avoue ne pas voir plus clair ici que lui. On confultera fa note, & fon *Econom. Hippocr.* Duret rejette prefque totalement ce n°. Je pourrois prolonger cette note ; mais je la laiffe à difcuter à ceux qui le voudront. La note & la verfion de Mackius n'y jettent aucun jour.

540. Une refpiration comme gémiffante & entrecoupée dans les femmes groffes, les expofe à l'avortement.

Confér. Coac. 519.

I 2

541. A une laffitude pénible, des friffonnemens, des pefanteurs de tête, fuccèdent les purgations fexuelles.

Confér. Coac. 548.

542. Celles qui paroiffent au tact avoir une fièvre lente, avec féche-reffe fans foif, après des purgations fexuelles abondantes, font attaquées de fuppuration.

543. Celles qui, après un avorte-ment, rendent promptement des matières blanches par l'utérus, font prifes d'un tremblement fâcheux, s'il eft furvenu de la rigueur, & un tranfport à la cuiffe.

544. Les aphthes de la bouche

font lâcher le ventre dans les cas de grossesses.

Répétition. Confér. Coac. 514.

545. Entre les femmes grosses, celles qui ont quelque maladie avant l'accouchement font prises de rigueur.

Foës déduit ce n°. d'Epid. l. 1, & cite la femme d'Epicrate.

546. La prostration avec torpeur, est un effet fâcheux lorsqu'elle arrive après l'enfantement, & n'est pas sans délire; cependant cet état n'est pas funeste : il présage des lochies abondantes.

547. Celles qui pendant l'ac-

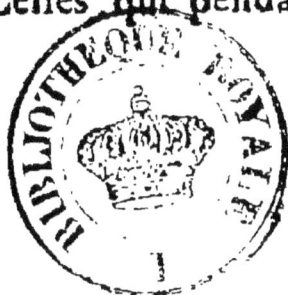

I 3

couchement ont eu quelque cardialgie, ne tardent pas à être délivrées.

548. Les friſſonnemens, laſſitu-
des pénibles, peſanteurs de tête,
douleurs de cou, préludent à l'éruption des purgations ſexuelles. Si
cela arrive vers la criſe, avec une
petite toux, il ſurvient de la rigueur.

Confér. Coac. 541.

549. Celles qui étant filles ne reſpirent qu'en levant la tête, ont les
ſeins ulcérés lorſqu'elles ſont groſſes. C'eſt un mal que les règles pa-
raiſſent au commencement de la
groſſeſſe.

550. La manie réſout les fièvres

aiguës avec trouble de l'esprit & cardialgie sans bile.

Confér. Aphor. l. 6, 26.

551. Les femmes qui ne pourroient avoir d'enfans deviennent fécondes par un vomissement de sang.

Confér. *lib. de superfœt. de hisque uterum non ger...*

552. Les règles qui paroissent abondamment dissipent les nuages de la vue.

553. Dans les femmes qui sont prises de douleurs aux seins par l'effet d'une fièvre, un crachement de sang épais, mais non féculent, dissipe les souffrances.

554. Dans les affections hystériques, sans fièvre, les femmes sont facilement prises de convulsions. Comme il arriva à Dorcas.

Confér. Prorrh. 1 , 119.

555. Les femmes qui après une rigueur sont prises de fièvre avec une lassitude pénible, sont au moment de leurs règles : si elles ont de la douleur au cou, elles saigneront *probablement* du nez.

Prorrh. 1 , 142.

Des vomissemens.

556. Le vomissement est le moins défavantageux lorsque les matières sont un mélange de flegme & de

bile, pourvu qu'on ne vomisse pas trop considérablement. Moins les matières sont mélangées, plus le vomissement est mauvais. Le vomissement porracé, le noir, le livide, sont de mauvais augure. Si les matières vomies présentent toutes sortes de couleurs, le cas est funeste. Mais le vomissement de couleur noire, & fétide présage une prompte mort. Le vomissement rouge est mortel, sur-tout s'il se fait avec des efforts douloureux.

Confér. Pronost. & tous les passage cités là n°. 75 & suiv. sur le bon ou mauvais vomissement.

557. Les nausées avec anxiétés.

& qui deviennent plus fortes par paroxyſmes , ſans vomiſſement , ſont un mal : c'eſt auſſi un mal que d'être violemment ſecoué & comme déchiré ſans vomir.

558. Les petits vomiſſemens bi-lieux *réitérés* ſont un mal , ſur-tout s'ils ſont accompagnés de veilles.

Prorrh. 1, 79, dont je ſuis le texte avec Foës.

559. La ſurdité à la ſuite d'un vomiſſement de matières noires, n'eſt pas nuiſible.

Epid. l. 1 , la femme d'Epicrate ; ce qui, dit Foës, eſt fort rare.

560. Les petits vomiſſemens qui

se succèdent promptement, & sont bilieux & sans mélange, sont mauvais, si le ventre est très-relâché, & qu'il y ait une douleur intense des lombes.

N. En lisant ὑποφδορη pour υπο-φορη le sens sera *avec beaucoup de selles putrides.*

561. Si, après un vomissement avec anxiété, la voix devient criarde, & que les yeux soient comme couverts de poussière très-fine, cela présage la manie. Ces malades devenus extrêmement maniaques, meurent sans parler.

Confér. Prorrh. 1, 17.

562. Dans les cas de vomissemens avec soif, si la soif cesse sans

caufe manifefte, c'eft un mauvais figne.

563. Dans les cas d'anxiétés avec infomnie, on doit s'attendre furtout à des parotides.

Prorrh. 1, 157.

564. Dans les cas d'anxiétés, la fuppreffion des felles avec trouble, donne bientôt lieu à des exanthèmes analogues aux piqûres de moucherons ; & il fe fait aux yeux une métaftafe fuivie de larmoiement.

Duret mérite d'être lu ici.

565. Le hoquet, après des vomiffemens fans mélange, eft un mal.

mal. Le fpafme en eft auffi un pour lors. Il en eft de même lors de la fu-perpurgation par l'effet d'une potion purgative.

Aphor. l. 5, 3, 4, l. 7, 3, 41.

566. Ceux qui font près de vo-mir, falivent auparavant.

567. Le fpafme après l'ellébore, eft funefte.

Aphor. l. 5, 1.

568. Dans toutes purgations fura-bondantes, le refroidiffement avec une fueur eft funefte : c'eft auffi un mal, en pareil cas, que de vomir plufieurs fois avec foif. Mais ceux qui ont de l'anxiété, & des douleurs

II.   K

de lombes, ont enfuite le ventre relâché.

569. Les felles qui paroiffent très-rouges, noires, après une potion d'ellébore, font mauvaifes. La proftration, en pareil cas, eft de mauvais augure.

570. Après une potion d'ellébore, les vomiffemens rouges *, fpumeux, en petite quantité, font utiles : cependant il en réfulte des duretés, & ils détournent les grandes fuppurations internes. Or ces vomiffemens ont lieu fur-tout chez ceux qui fentent du mal à la poitrine, qui ont de petites fueurs réitérées parmi des rigueurs, & dont les tefticules enflent & s'élèvent.

En pareil cas ils ont des rigueurs
par intervalles, & les testicules dé-
senflent.

* *N.* Confér. Coac. 310. Il y est dit
en grande quantité.

571. Les fréquens vomissemens,
avec le même état des choses, sont
suivis de vomissemens noirs vers la
crise : ils produisent aussi des tremblemens.

Confér. Coac. 122; ce passage-là
mérite attention.

Sueurs & urines.

572. La sueur la meilleure est
celle qui résout la fièvre dans un
jour critique; celle qui n'est pas

K 2

fuivie de furdité, eft utile. La froide , & qui n'a lieu qu'autour de la
tête & du cou , eft fufpecte : car
elle préfage une prolongation & du
danger.

Confér. Pronoft. 21, & *fuiv.*

573. La fueur froide dans une maladie aiguë eft mortelle , & dans
une maladie plus traitable, elle préfage une prolongation.

Aphor. l. 4, 37, voyez Pronoft. 21 &
fuiv.

574. La fueur qui paroît avec la
fièvre dans une maladie aiguë eft
fufpecte.

Confér. Pronoft. 21 , 24 & *note*; Aph.
l. 4, 36, 42, fur les fueurs.

575. L'urine qui dans une fièvre dépose un sédiment léger, blanc, présage une prompte délivrance. Il en est de même de celle qui étant très-délayée, contient certaine matière grasse non dissoute. Mais l'urine rougeâtre, & qui a un sédiment de même couleur & léger, délivre le sept, si elle paroît telle avant le sept : mais si elle diffère jusqu'après le sept, elle présage une guérison plus tardive, & même une maladie de long cours.

L'urine qui, le quatre, prend un nuage léger rougeâtre, délivre le sept, si les autres signes sont convenables. Mais l'urine délayée & bilieuse, & qui présente à peine un

K 3

fédiment vifqueux, & celle qui change en mieux ou en pis, préfagent un longue maladie. Mais fi les chofes perféverent ainfi plus longtemps, de forte que la crife fe trouve fort différée, le cas n'eft pas fans danger.

Confér. fur les urines quelconques, Pronoft. 63, 74, & les paffages cités. Les chofes y font un peu mieux préfentées qu'ici.

576. Des urines qui font conftamment aqueufes & blanches, dans les maladies de long cours, préfagent une crife difficile, & doivent donner de l'inquiétude.

Voyez Pronoft. 63, &c.

577. Des nuages blancs dans les

urines, mais*au fond , font de bon augure ; mais les nuages rouges , ou noirs , ou livides , ne font pas fans inconvénient.

Confér. Pronoft. 73, avec 66.

578. Dans les maladies aiguës, les urines bilieufes, qui ne font pas un peu rouges , & qui forment un fédiment blanc, pareil à de la groffe farine ; celles qui varient tant en couleur qu'en fédiment , font toutes dange-reufes ; fur - tout dans ceux de la tête desquels il tombe des flu-xions.

Elles font encore dangereufes , lorfqu'elles deviennent délayées & bilieufes, de noires qu'elles étoient ;

lorfque le fédiment y femble dif-
perfé au hafard ; enfin lorfque pa-
roiffant d'abord épaiffes elles dépo-
fent un fédiment un peu livide, &
comme bourbeux.

Les fujets n'ont-ils pas alors quelque douleur à l'hypochondre ? au
droit je penfe ; ou même ne devien-
nent-ils point jaunâtres, & ne fen-
tent-ils pas des douleurs de parotides ? Or fi leur ventre fe lâche peu
après abondamment, c'eft un fymptôme funefte.

Il faut néceffairement lire la note ex-
cellente de Foës, fur-tout ce n°.

579. Les urines qui paroiffent pré-

cipitamment cuites sans raison, &
pour peu de temps, font mauvaises;
en général tout ce qui dans les maladies aiguës paroît cuit sans signes
légitimes, est suspect. Une efflores-
cence très-rouge, érugineuse, con-
tenue dans les urines, est pareille-
ment suspecte.

L'urine qui est rendue blanche,
délayée, diaphane *, est mauvaise,
sur-tout si elle paroît telle dans les
frénésies. C'est encore un mal que
l'urine soit rendue peu de temps
après qu'on a bu, sur-tout dans les
pleurésies & les péripneumonies.
L'urine oléagineuse qui vient avant
une rigueur est mauvaise : celle qui
est rendue d'une couleur verd-pâle,

*

non à la fuperficie*, feule eſt mauvaiſe.

* Aphot. l. 4, 72.

* Duret prend ce ſens avec raiſon.
Foës s'eſt trompé.

580. Les urines ſont d'un préſage
funeſte, lorſqu'elles font un dépôt
noir, ou qu'elles ſont noires, mais
des urines aqueuſes ſont plus mau-
vaiſes dans les enfans que des urines
épaiſſes.

(On doit prononcer au ſujet des
urines délayées, tout le contraire
de ce qui doit ſe dire des urines
épaiſſes).

Les urines qui font un dépôt
comme grenu, ou analogue au

sperme, préfagent auffi un état *fort* *
laborieux.

Toute urine rendue fans que le
fujet le fente, eft d'un préfage funefte.

Dans les cas de péripneumonie,
l'urine cuite dès l'abord eft perni-
cieufe, fi elle devient délayée après
le quatrième jour.

N. πονον σημαινειε, n°. 582. Je
me fuis un peu écarté ici de la verfion
de Foës, qui n'a pas tout bien vu.

581. Dans les cas de pleuréfies,
des urines teintes de fang, fombres,
avec un fédiment très-varié, fans
laiffer rien voir de diftinct, préfagent la mort dans le cours des qua-
toize premiers jours, en général.

Dans les cas de pleuréfies c'eſt auſſi un ſigne de mort prochaine que des urines poracées, faiſant un dépôt noir, furfuracé.

Dans une fièvre ardente avec une profonde ſtupeur (*catochus*), l'urine très-blanche eſt la plus mauvaiſe.

582. L'urine devenue crue pendant quelque temps, mais avec les autres ſignes ſalutaires, préſage un dépôt & des ſouffrances, mais plutôt au-deſſous du diaphragme. Mais s'il ſe fait ſentir des douleurs vagues aux lombes, c'eſt à la hanche que ſe jette la matière, qu'il y ait fièvre ou non.

L'urine que l'on rend, & qui préſente à ſa partie ſupérieure certaine matière graffe, indique le caractère de la fièvre.

N. Je lis εϖιστασιν. Duret diffère beaucoup ici.

L'urine rendue fanguinolente dès l'abord, préfage une maladie longue. Mais l'urine trouble, accompagnée de fueurs préfage une récidive.

L'urine qui a une teinte blanche & trouble comme celle des bêtes de fomme, eft le figne de douleurs de tête.

Celle qui préfente une péllicule indique un état fpafmodique. Celle qui fait un fédiment femblable à de la falive, ou limoneux, eft un figne

II. L

de rigueur. Mais s'il y a comme une toile d'araignée, cela désigne une colliquation.

Les petits nuages noirs, dans les fièvres sans type régulier, sont les signes d'une fièvre quarte.

Mais les urines sans couleur qui présentent des énéorèmes noirs, avec insomnies & trouble, sont le signe de la frénésie.

Les urines de couleur*cendrée, avec difficulté de respirer, indiquent une disposition à l'hydropisie.

Il faut consulter ici Foës & Duret qui s'accordent sur ce signe. Par *cendrée* ils entendent *couleur de lessive.*

583. L'urine aqueuse, ou troublée par quelque matière graveleuse &

dure au toucher , indique que le ventre deviendra liquide. Mais si l'urine très - délayée prend plus de corps & de densité , cela indiquera probablement une sueur imminente : mais celle qui est spumeuse à sa superficie indique que la sueur a déjà précédé.

584. Dans les fièvres tierces avec horripilation , ce qui a l'apparence de petits nuages noirs dans les urines , est le signe d'une horripilation inconstante. Celles où l'on voit des pellicules , & celles qui accompagnées d'horripilation font des dépôts , font un signe de spasmes.

585. L'urine qui fait un bon dépôt , & qui bientôt n'en fait plus ,

indique des fouffrances & du changement : mais celle qui fait un dépôt qui tombe, même encore lorſqu'on a troublé la liqueur, indique de la rigueur vers la crife, peut-être même un changement en fièvre tierce ou quarte.

586. Dans les pleuréfies, l'urine un peu rouge, & qui fait un dépôt léger, préfage une crife fûre ; mais celle qui a une teinte légèrement verdâtre & claire à la fuperficie, & qui fait un dépôt blanc & épais, préfage une prompte crife.

Mais l'urine très-rouge & exaltée, faifant un dépôt verdâtre, léger & pur, préfage beaucoup de langueur & de trouble ; & même un changement de la maladie en une autre, fans cependant être funefte.

L'urine blanche, délayée, faifant un dépôt farineux, roux, préfage des fouffrances, & du danger.

Celle qui eft verdâtre, & qui dépofe un fédiment farineux, préfage une longue maladie, & même du danger.

587. Dans les cas d◼◼arotides, l'urine qui paroît promptement cuite & en peu de temps, eft mauvaife. C'eft auffi un fort mauvais figne, fi en outre le corps fe refroidit.

588. Les urines interceptées, furtout avec une douleur de tête, indiquent quelques fpafmes. La prof-

L 3

tration qui survient avec torpeur, en pareil cas, est un état inquiétant mais non funeste. N'y a - t - il pas aussi du délire ?

589. Une douleur subite néfré-tique avec suppression des urines, indique la présence de graviers dans la voie des urines, ou des uri-nes épaisses.

590. Dans les fièvres les vieil-lards sont sujets aux tremblemens, & lorsque ces tremblemens les pren-nent, ils rendent quelquefois des graviers avec les urines.

591. L'interruption des urines avec pesanteur au bas-ventre, pré-sage le plus souvent une strangurie imminente : autrement, c'est le

figne d'une incommodité à laquelle le malade eſt ſujet.

592. La ſuppreſſion des urines dans les maladies * bilieuſes, tue promptement.

N. Au lieu de *bilieuſes*, Duret lit dans les *volvulus* ou *coliques*, &c. mais ſans autorité. Foës ne varie pas ſur le mot *bilieuſes*. Si le texte de Duret eſt vrai, je me citerois pour exemple. Ma maladie horrible a été imprimée dans le Traité de l'*Expérience* de Zimmerman, que j'ai traduit & beaucoup augmenté par mes obſervations. Mackius conſerve la leçon de Duret & de Cornarius : c'eſt auſſi celle du manuſcrit de Servies.

593. Dans les cas de fièvre, l'urine qui préſente des matières épaiſ-

ſes & diſperſées, préſage un retour, ou des ſueurs.

594. Dans les fièvres longues, modérées, ſans type régulier, des urines délayées indiquent une affection de la rate.

595. Dans une fièvre, la variation de l'état des urines prolonge la maladie.

596. Les urines qui coulent ſans que le malade s'en apperçoive, ſont un ſigne funeſte en lui-même : mais il faut auſſi prendre garde ſi les malades ne rendent pas des urines ſemblables à celles dont on auroit troublé le dépôt.

Prorr. 29.

597. Ceux qui rendent des urines

grumeufes, en petite quantité , & dans un état fiévreux , fe trouvent bien s'il leur en vient enfuite beaucoup de délayées. Or ces dernières furviennent à celles qui d'abord ont fait *promptement* un fédiment.

N. Il faut fuppléer à ce qui manque ici, par Aphor. l. 4, 69 , & lire *épaiffes* avant *grumeufes.* Enfuite au lieu de *promptement* , τα χεων , il faut lire πα χεων *épaiffes*, c'eft-à-dire un fédiment épais; & lire tout, comme dans l'Aphor. cité. Voyez ma note *édit. franc.* pag. 154.

598. Les maladies font bientôt jugées dans ceux dont les urines font un prompt dépôt.

599. Dans les cas d'épilepfie, les

urines délayées, crues contre l'ordinaire, fans réplétion précédente,
préfagent les accès, fur-tout fi l'on
fent quelque mal à l'acromion, ou
au cou, ou au dos, ou s'il s'eft fait
fentir un fpafme ; ou fi le corps
tombe dans une torpeur, ou fi l'on
a eu des rêves pleins de trouble.

600. Tout ce qui paroît en petite
quantité, foit le fang par gouttes,
foit les urines, foit le vomiffement,
foit les felles, eft abfolument un
mal. C'eft le pire de tout fi ces phé-
nomènes fe fuccèdent les uns aux
autres à de petits intervalles.

Des selles.

601. Les selles les plus avantageuses sont molles, bien liées, un peu fauves, ne sont pas trop fétides, & sont rendues au temps ordinaire, d'une quantité proportionnée à ce qu'on prend d'alimens ; & elles doivent épaissir vers la crise. Il est utile qu'il sorte des vers lorsque tout se dispose à la crise.

N. Conférez sur tout ce qui concerne les selles, Pronost. 51, 60.

602. Dans les maladies aiguës, les selles spumeuses, très-bilieuses, sont mauvaises. Il en est de même

fi elles font très-blanches ; mais elles
font encore pires fi elles reffemblent
à de la farine pourrie. Un profond
affoupiffement avec cela, eft mauvais, de même que des felles tein-
tes de fang, & une grande vacuité
des vaiffeaux.

603. Lorfque les felles font un
peu refferées, petites, noires, conglobées, rendues avec effort, s'il
furvient un faignement de nez, par
gouttes, c'eft un mal.

Prorrh. 41.

604. Les felles vifqueufes fans mélange, ou blanches, font fufpectes.
Il en eft de même fi elles font très-
fermentées, un peu pituiteufes. C'eft

encore un mauvais figne lorſque des ſelles épaiſſes il ſe ſépare enſuite une eſpèce de dépôt un peu livide, pu-rulent, & bilieux.

605. Un ſang brillant, rendu par les ſelles, eſt mauvais, ſur-tout s'il y a de la douleur.

606. Les ſelles ſpumeuſes, & tein-tes de bile, ſont ſuſpectes : en effet il ſurvient alors une jauniſſe.

607. Lors de ſelles bilieuſes, s'il y a une effloreſcence ſpumeuſe, c'eſt un mal, ſur-tout avec douleur aux lombes, & un délire précédent. l'eut-être y aura-t-il auſſi des dou-leurs à d'autres parties.

Prorrh. 1, 21, & ſuiv. 🌸

608. Des ſelles délayées, ſpu-

II.   M

meufes, dont ce qui fe dépofe comme par un départ eft aqueux & légèrement verdâtre *, font de mauvais augure, de même que les felles
purulentes.

Les feiles fanguinolentes, noires,
font mauvaifes avec de la fièvre,
& en tout autre cas.

Les felles dont les matières font
très-variées & de couleur fort char-
gée, font mauvaifes : elles le font
d'autant plus que les couleurs font
plus extraordinaires fi elles ne font
telles par l'effet d'une potion purgative. En pareil cas, cela eft fans danger, fi les felles ne font pas trop
abondantes.

Des felles mollettes & friables

font encore fufpectes dans une fièvre. Il en eft de même fi elles font
fèches, fans cohérence, décolorées,
& fur-tout fi le ventre devient humide. S'il y a eu auparavant des
felles noires, elles font mortelles.

Conférez Aphor. l. 4, 21, c'eft fur-
tout à cet Aphor. qu'il faut s'arrêter.

609. Des felles liquides, & rendues abondamment à de petits intervalles, font un mal : car il y
aura & des infomnies, ce qui eft un
mal, & une proftration totale.

610. Les felles un peu détrem-
pées, mais foiblement friables, avec
refroidiffement de toute l'habitude
du corps, & fièvre, font mauvaifes.

M 2

S'il furvient.des rigueurs, la veffie
& le ventre fe refferrent.

Mais les felles très - aqueufes, &
qui perfévèrent telles dans les maladies aiguës, font un mal; fur-tout
fi le malade n'a pas d'altération.

N. Prorrh. 1, 116.

611. Les felles très-rouges avec
un ventre très-relâché, font fufpectes. Elles le font auffi lorfqu'elles
fe trouvent d'une teinte pâle tirant
beaucoup fur le verd, ou pâles, ou
fpumeufes, ou aqueufes.

Les felles petites, vifqueufes, lé-
gères, verdâtres, font encore mauvaifes.

Elles font très-mauvaifes dans les

affoupiffemens, les torpeurs, fi elles font liquides ; & le cas eft mortel fi l'on rend par les felles beaucoup de fang caillé. Elles font mauvaifes lorfqu'elles font blanches, liquides, avec le ventre météorifé.

612. Les felles noires comme le fang, avec fièvre & fans fièvre, font mauvaifes ; tout ce qui y eft fort varié & * faturé, eft de mauvais augure.

* N. De couleur quelconque très-foncée. Voyez Aphor. l. 4, 21.

613. Les felles qui finiffent par devenir fpumeufes fans mélange, préfagent, dans tous les cas, que le mal s'aggrave, mais fur-tout dans

M 3

les cas de fpafmes : dans ces cas-ci il s'élève des parotides.

Celles qui font très-liquides, & redeviennent fermes, fans mélange, ftercoreufes, préfagent la prolongation de la maladie.

Les felles très-rouges, dans le cas de fièvre préfente, préfagent le délire ; mais les blanches ftercoreufes, dans le cas de jauniffe, préfagent un état difficultueux, de même que celles qu'on rend liquides, & qui enfuite prennent une teinte rouge.

614. Dans les cas d'hémorragie, les felles vifqueufes variées de noir font de mauvais caractère, fur-tout dans les fujets fort pâles.

615. Des felles très-blanches,

dans le cas de fièvre, ne préfagent pas une bonne crife.

616. Les troubles du ventre avec de fréquentes mais petites felles, caufent de la tenfion * aux joues : mais ils diffipent les rougeurs de la face.

* Je fuis fûr qu'Hippocrate avoit écrit λαγονα ευευιτει, *tend les iles,* comme par un retrait fur eux-mêmes, & non σιυγονας les joues. On ne voit rien de cette circonftance au Pronoft. 52.

617. Des felles ftercoreufes, rendues avec efforts, indiquent un mauvais état du ventre ; mais fi elles font pituiteufes, & précipitées avec douleur mordicante au cardia, elles

indiquent une dyſſenterie; peut-être
même une douleur des lombes. En
pareil cas, le ventre * tendu lâchant
forcément des ſelles liquides, & ſe
météoriſant bientôt, a quelque choſe
de ſpaſmodique. La rigueur qui ſurvient par intervalles à ces ſujets leur
eſt funeſte.

* Je lis περιτασις la tenſion. Cependant περιστασις peut très-bien s'entendre de l'*état affligeant* du ventre
dont il vient d'être parlé. Ainſi ſans
s'arrêter à Foës ni à Duret, on diroit,
en ſe tenant au texte « en pareil cas le
mauvais état du ventre, &c.

618. Ceux qui rendent des ſelles
noires, ſont pris de ſueurs froides
par intervalles.

619. Ceux dont le ventre se trouble dès l'abord ; mais dont les urines font en petite quantité, & dont enfuite le ventre devient fec avec le temps, mais les urines abondantes & délayées, doivent s'attendre à des dépôts aux articulations.

620. Les rigueurs furviennent à ceux qui font obligés d'être fouvent levés pour rendre leurs felles ; ceux qui en ont de mauvaifes font dans un état très-difficultueux fi cela commence le quatrième jour.

Duret (fils) traduit bien différemment ; voici le fens qu'il prend :

(Ceux qui font pris d'horripilation, étant obligés de fe lever fouvent pour rendre de petites felles, font en danger d'avoir une mauvaife crife, vû la petite quantité de ces felles ; mais fur-tout fi cela commence le quatrième jour).

Sa note ne dit abfolument rien de bon. Ces différences ne viennent que de la différente ponctuation.

621. Être fouvent levé pour aller à la felle & rendre des matières un peu vifqueufes, mais peu d'excrémens, tandis que l'hypochondre & le côté font douloureux, cela préfage une jauniffe. Si cet état ceffe, les malades deviendront peut-être d'une couleur pâle & légèrement verdâtre. Je ★ penfe auffi qu'ils auront une hémorragie. Ils ont même

des douleurs de lombes, & le fang
qu'ils rendent eft brillant. S'ils font
pris d'un peu de fièvre avec affoupiffement & mal de tête, c'eft un
figne funefte.

*Duret divife autrement. « Les dou-
» leurs des lombes feront fuivies d'hé-
» morragie. Le fang qui fort alors eft
» brillant ». Mais il faut fuppofer un
verbe à la troifième perfonne du pluriel
avec un fubftantif pluriel neutre, contre
le génie de la langue ; cependant cette
irrégularité n'eft pas infolite. D'ailleurs
Duret lit ἀιμοῤῥοϰσι pour ἀιμοῤ-
ροοισι, un verbe pour un fubftantif.

622. Les felles vifqueufes, bilieufes, donnent un peu plus lieu à des
parotides.

N. Ceci eft un peu douteux.

623. Tous les œdèmes, qui lors de selles liquides s'élèvent * avec douleur, sont de mauvais augure ; mais si le ventre s'arrête sans qu'il arrive rien de nouveau, le ventre redevient bientôt liquide, & avec plus de danger. S'il survient alors des vomissemens, ils sont mauvais, & décèlent même un caractère de malignité.

* *N.* Conférez Aphor. 1..6, 7. Il s'agit dans ce n°. des Coaques, de l'élévation même des tumeurs ou œdèmes, non du *local* plus *bas* ou plus *haut.*

624. La peau qui a pris une teinte sale, indique un mauvais état du ventre. En pareil cas il sort par les

selles

felles des efpèces de lambeaux charnus, purulens, & rouges.

626. Si à des felles bilieufes,
molles, ftercoreufes, il furvient un
affoupiffement, il en réfulte des
parotides.

N. Cela a déjà été dit.

627. La furdité fait ceffer les
felles bilieufes; & les felles bilieufes
font ceffer la furdité.

N. Aphor. l. 4, 28.

628. Les herpès, qui fe répandent
au-deffus de l'aine, aux iles & au
pénil, indiquent un mauvais état du
ventre.

629. L'abattement total qui fait

II.   N

ceſſer la douleur, rend auſſi le ventre très-liquide.

630. Les ſuppurations qui s'ou-
vrent avec douleur au ſiége, trou-
blent le ventre par intervalles.

631. Il faut regarder comme mortelles les ſelles qui ſont graſſes, les noires, les livides avec mauvaiſe odeur,
les bilieuſes qui contiennent quelque
choſe de ſemblable à une décoction
de lentilles, de pois, ou comme des
grumeaux de ſang fleuri d'une odeur
analogue aux ſelles des nouveaux-
nés; les ſelles, très-variées, & qui
perſévèrent à être les mêmes.

Or ces matières variées ſeront probablement, du ſang, des ratiſſures,
de la bile, des matières noires, po-

racées, qui fortiront toutes enfem‑
ble, ou tantôt l'une, tantôt l'autre.

Mais toutes les felles rendues
fans que le malade le fente, font un
préfage de mort.

632. (Les vents qui fortent par
en haut, retenus & rentrés, dans un
malade qui refpire avec toux, lorf‑
qu'il boit, indiquent des fouffrances
dans le ventre).

Mais des felles très-rouges, éru‑
gineufes, le quatrième jour, font
mauvaifes : & de telles hémorra‑
gies caufent de l'affoupiffement. En
pareils cas, les fujets meurent de
fpafmes, après avoir rendu des fel‑
les noires.

Conférez Prorrh. 127.

N 2

633. Ceux qui rendent des felles noires, ont des fueurs froides.

N. Répétition.

634. Les abattemens fubits et extraordinaires dans les cas de longues colliquations, avec perte de la parole & tremblement, font un état funefte.

635. Les felles noirâtres ou délayées, avec des friffons, font plus avantageufes. Ces felles font utiles à ceux fur-tout qui font dans l'âge qui précède*l'état de la vie.

* L'âge auquel on ne prend plus de forces.

636. Les prurits indiquent dans tous les cas des felles noires, & un

vomiſſement de matières grumeu-
ſes.

Les tremblemens avec une ſenſa-
tion mordicante & douleur de tête,
indiquent des ſelles noires. Mais
elles ſont précédées de vomiſſemens, & après ces vomiſſemens on
rend encore beaucoup de pareilles
ſelles.

637. Ceux dont la maladie a
vers la criſe un paroxyſme, à la
ſuite d'un trouble du ventre, rendent des ſelles noires.

638. Si à la ſuite de ces longs
cours de ventre il ſurvient beaucoup
de ſueurs avec abattement ſubit après
des vomiſſemens bilieux, & dégoût
du manger, le malade meurt.

639. Si lors de l'effet d'une potion purgative, lorſque tout eſt en mouvement, on rend à pluſieurs repriſes un ſang délayé & appauvri, c'eſt un état dangereux.

640. Les duretés du ventre avec ſouffrance, dans les cas de fièvre, accompagnées de friſſonnemens, de perte d'appétit, dégénèrent en ſuppuration ſi le ventre, devenu humide par intervalle, ne ſe purge pas effeĉtivement.

N. C'eſt le ſens du n°. 303 Coac. Le texte de 640 eſt altéré.

641. Le trouble du ventre, & des ſelles ſalſugineuſes ne ſont pas ordinaires dans les cas d'aſſoupiſſement & de torpeurs.

642. Dans les cas de veilles avec le ventre humide, laſſitude pénible, douleur de tête, ſoif, on doit crain-dre que les ſujets ne ſoient pris de manie, ſi, délivrés de ces accidens par un exanthème très-rouge, ils ont de la difficulté de reſpirer.

S'ils redeviennent d'une couleur pâle-verdâtre, ils reſpirent * faci-lement, pourvu que le ventre ſe lâche à divers intervalles & peu-à-peu.

*Je lis ainſi ce paſſage très-corrompu : ευπνοϑϭιν ῶν της κοιλιης επει-ϭελθϭης. Ou je ſubſtitue ῶν à οϑ pour ϧν. Et ϑϭιν à εϑ, ϭιν. Je con-ſerve ainſi tout le texte, que je remets ſous ſa vraie forme.

643. Les felles ardentes avec tenfion, indiquent que le ventre eft en
mauvais état.

644. Dans les perfonnes bilieufes, le trouble du ventre, fuivi de
petites felles fréquentes qui caufent une tenfion en évacuant de
petites muçofités, de la douleur
aux inteftins, & une gêne dans
les urines, fe termine par une hydropifie.

N. Confér. Coac. 455, Aph. I. 4, 11.

645. La langue tremblante, eft,
dans quelques cas, l'indice d'un
relâchement copieux du ventre.

646. Dans les cas de chaleur brû-
lante, s'il y a des felles réitérées

pendant de petites fueurs, la fièvre s'irrite.

Conférez Prorrh. 1 , 97 , & la note.

647. Dans le cas de relâchement du ventre , le refroidiffement avec fueur eft fufpect.

648. Dans les cas de relâchement du ventre , le fang qui fort des gencives eft un figne mortel.

649. Les felles pures qui furviennent , réfolvent une fièvre aiguë avec fueur.

N. Il en eft autrement des fièvres de long cours ; voyez Celfe , l. 4, chap. 4. S'agit-il ici de felles fans variétés, telles que celles des gens bien portans ? voyez *diæt. acut.* ou des felles bilieufes, qui

avec les fueurs deviennent avantageu-
fement critiques ? le mot grec καθαρον
n'y répondroit pas : l'auteur auroit écrit
ακρητον, ce font les réflexions de Foës.
Mais il confond mal-à-propos ces deux
mots, ici, & dans fon *Œconom. Hippocr.*

FIN DES COAQUES.

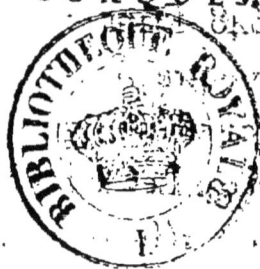

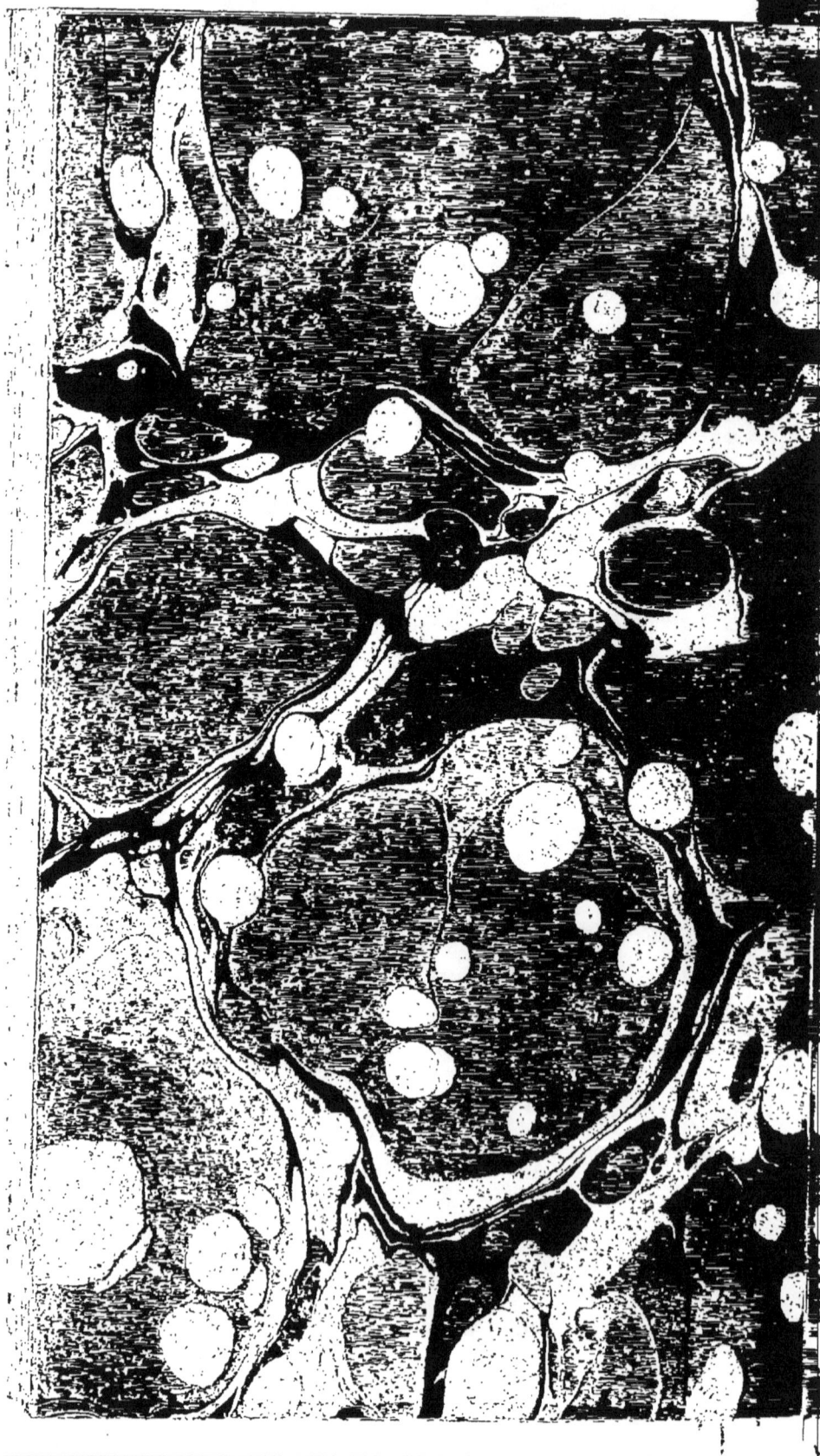

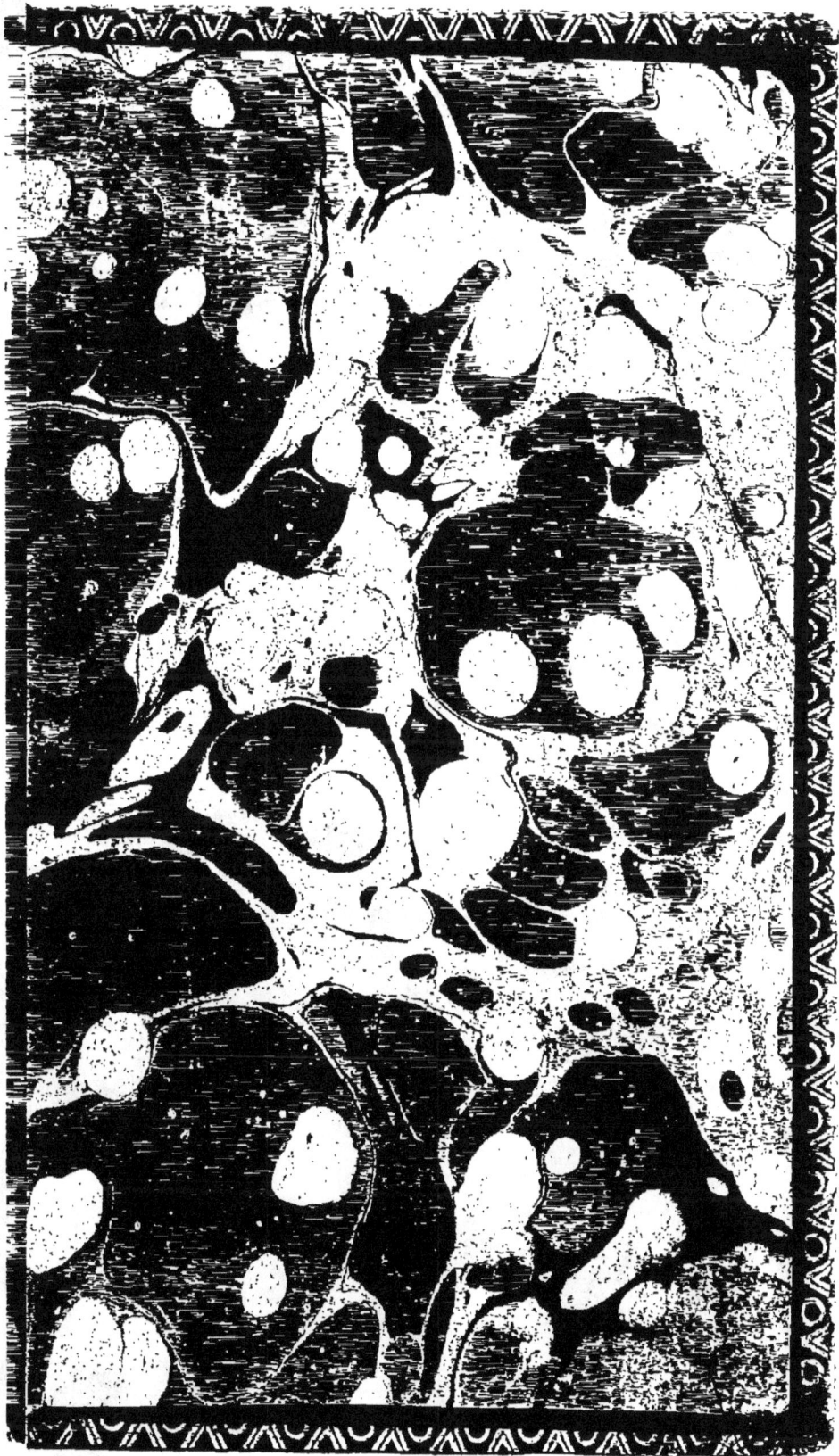

www.ingramcontent.com/pod-product-compliance
Lightning Source LLC
Chambersburg PA
CBHW071838200326
41519CB00016B/4164